YOGA

瑜伽疗愈

解除身体紧绷
和疼痛的完整训练

蔡士杰 / 著

THERAPY

河北科学技术出版社

作品名称:《瑜伽疗愈的身心复健科学：解读身体紧绷和疼痛的情绪原貌，找出创伤源头的身心扫描》

作者：蔡士杰 中文简体字版©2020年北京品雅文化有限公司

本书由厦门外图凌零图书策划有限公司代理，经远足文化事业股份有限公司（幸福文化）授权，同意授权北京品雅文化有限公司中文简体字版权。

非经书面同意，不得以任何形式任何改编、转载。

著作权合同登记号：冀图登字 03-2019-234

图书在版编目（CIP）数据

瑜伽疗愈 / 蔡士杰著. -- 石家庄 ：河北科学技术

出版社，2020.5

ISBN 978-7-5717-0311-0

Ⅰ．①瑜… Ⅱ．①蔡… Ⅲ．①瑜伽－基本知识 Ⅳ.

①R161.1

中国版本图书馆CIP数据核字 (2020) 第 019023 号

瑜伽疗愈

YUJIA LIAOYU

蔡士杰 著

出版发行	河北科学技术出版社	
地　　址	石家庄市友谊北大街 330 号 （ 邮编：050061）	
印　　刷	北京柯蓝博泰印务有限公司	
经　　销	新华书店	
开　　本	710×960　　1/16	
印　　张	13	
字　　数	115 千字	
版　　次	2020 年 5 月第 1 版	
	2020 年 5 月第 1 次印刷	
定　　价	48.00 元	

不仅了解瑜伽疗愈，更认识自身的疼痛

近年来，随着疼痛科学不断发展与更新，医学各科在"慢性疼痛控制与处理"的观念与做法上已有别于传统中、西医疗法，它们更专注于疼痛感知、情绪与神经系统之间的关系。借由适当的外在刺激、情绪调节以及稳定的身体感知能力，重新整合长期接受并放大疼痛信号的大脑区域。

瑜伽疗愈正是以这样的疼痛科学理论为基础，并融合身体功能、心理学、神经学等观点，进一步引导不同人群重新找回自己身体的平衡与稳定，告别恼人的慢性疼痛。

本书除了完整地介绍瑜伽疗愈外，作者在第二章运用通俗易懂的文字，将复杂的神经与疼痛科学相关重要知识清楚地讲给读者。再通过八个实际案例以及自我练习的方法，整合理论与实践，让读者做到融会贯通。

这本书适合长期受慢性疼痛困扰的你，或许你需要的不再是大量的止痛药，而是停下繁忙的脚步，倾听自己身体的需要，给自己一段专注当下的时间；也适合临床工作者，当面对病痛缠身的各类患者，适当地采用动作策略指引、自我呼吸调节等方式，你会发现患者稳定的思绪将有助于疼痛的缓解；更适合早已踏入瑜伽领域的你，通过心灵、呼吸与体位法的结合，加上了解大脑与疼痛、情绪之间的重要联结，瑜伽将不仅只是做动作，而是能从各个层面深入自我，进而引导身边的每个瑜伽伙伴。

蓝海曙光集团执行长

郑悦承

一本告诉你"为什么无法放松"的瑜伽书

我认识的 Janus（蔡士杰），很难用"瑜伽老师"一词涵盖道尽，他是个信仰者，相信通过动作可以逐步减轻疼痛，疗愈身心；他是个引导者，带领你深入身体，自我觉察；他更是个追求者，在专业与知识的探索上总是不遗余力。

回想 2016 年，因为 Janus 的关系，蓝海曙光认识了来自加拿大的物理治疗师——尼尔·皮尔森（Neil Pearson），并通过几场大型研讨会以及实务应用的临床工作坊，让来自不同领域的治疗师、医师、运动教练、瑜伽老师等专业人员，重新认识疼痛和其背后复杂的神经生理理论。同样是资深瑜伽疗愈老师的尼尔·皮尔森，也提到如何运用和缓动作、稳定呼吸节奏达到自我护理，同时放松各层面的身体张力等瑜伽疗愈的重要精神，开启了与会者对于疼痛处理的新视野。

其实放松并非易事，特别是长期伴随着疼痛时更加困难、棘手。由于每个人的生活经历、思维习惯差异很大，使得紧绷、疼痛的成因错综复杂，而临床上看到的表征往往是冰山一角。因此，很高兴这本书在众人的殷殷期盼下终于面世，看到Janus通过深入的瑜伽疗愈引导，让患者逐步缓解不适，同时陪伴患者走过人生的各种起伏，患者在疗愈过程中放松的不仅是身体，也一一解开了心中的结。

相信正在阅读本书的你也能从中受益，并对自己的身体、生活与生命，有更多不一样的体会。

财团法人宏恩综合医院复健科主任

蓝海学苑执行长

洪千婷

疗愈的目标，是找回完整的自己

瑜伽疗愈（Yoga Therapy），这个令人充满好奇与憧憬的领域，直到我亲身体验自我疗愈的历程后，才真切地体悟到它的本质与非凡的价值。

当初接到出版社的邀约时，我反复思索，如何既能将这项涵盖范围广泛的科学化专业技术传递给社会大众，又能对阅读者的身心健康与生活质量有所帮助。同时鉴于瑜伽疗愈在台湾地区正处于萌芽阶段，我也希望能将瑜伽疗愈最真实的样貌介绍给大家。

瑜伽疗愈虽然是这些年才提出的一种健康理念，却是以古印度数千年来的哲学与生活观为基础，并将人完整合一地看待。过去的医学方法将人分为生理、心理、神经等不同层面，独立看待各个层面并进行治疗，这样的观点虽然造就了各领域高度专业化的发展，但却忽略了人的整体性及各层面会彼此影响的关联。所幸近五十年来整合性医学观点兴起，也带动了瑜伽疗愈的研究与发展，成就了这个弥足珍贵的整体观点疗愈方法。

我很庆幸自己对于这个领域的好奇与执着，走进瑜伽疗愈的殿堂，也让我了解原来过去自以为没问题的态度、观念与生活方式，竟然是造成自己生活混乱、家庭与人际关系困扰的最大绊脚石。在学习的过程中也让我体悟到，如果想要真正帮助自己与别人，唯一的方法就是让自己真实地去实践，身体力行，用真心去感受，此时疗愈的历程才得以完整开展。

身为台湾地区瑜伽疗愈领域的先行者，我希望能用自身的经验与一些案例的分享，让社会大众了解何谓瑜伽疗愈，以及我们能经由瑜伽疗愈帮助自己些什么，同时也希望能鼓励正遭逢身心及生活困境的人们，这个世界上还有许许多多的可能，还有各种不同的方式可以帮助我们，永远不要放弃自己、放弃希望。

由于瑜伽疗愈的取向及涵盖范围广，我仅能就自身学习的取向与经验，尽可能地将瑜伽疗愈的观点与方法传递给大家，本书中的论述若有疏漏，还请各位专家学者们不吝给予指正。

我也要在此感谢我的老师迈克尔·李（Michael Lee）与尼尔·皮尔森（Neil Pearson）多年来给予我的教导与鼓励，同时还要感谢

Under Armour 对本书提供的支持与协助，以及所有丰富我生命与学习历程的练习者，由衷感激！

蔡士杰　　Janus Tasi

目 录 CONTENTS

〈 第一章 〉

认识瑜伽和瑜伽疗愈

我的瑜伽疗愈之路 /003

瑜伽和拉筋、伸展，有何不同 /010

瑜伽要做到高难度动作才有效吗？ /013

酸痛感是对健康有效的保证？ /017

改善身体的痛，发现心灵的伤 /021

身体功能观点的瑜伽疗愈 /025

心理学观点的瑜伽疗愈 /027

神经科学观点的瑜伽疗愈 /029

觉得舒服放松，就是疗愈吗？ /031

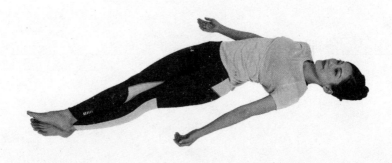

〈 第二章 〉
改善身心伤痛，从创伤记忆开始

疼痛与情绪、认知息息相关 /041

难以发现的内在伤痛 /045

从身体的感觉发现情绪创伤 /049

提升自信与正向力的积极疗愈 /055

案例一　求好心切的疼痛者 /059

案例二　脊椎滑脱的重生者 /064

案例三　渴望平静的癌症患者 /069

案例四　对生活失去热情的工作者 /073

案例五　身陷婚姻危机的抑郁者 /078

案例六　极度恐惧的创伤经历者 /083

案例七　工作至上的生活失衡者 /088

案例八　自卑的完美主义者 /094

〈 第三章 〉

从瑜伽哲学延伸出的疗愈观点

古典瑜伽哲学的疗愈理念 /101

持戒：人所必须具备的自律能力 /101

精进：知足与为达正向目标的努力 /102

体位法：锻炼、调节身体，找回内外联结 /104

呼吸法：恢复神经系统的能量平衡 /105

收摄：稳定心情、加强对现况的判断力 /106

专注：将心念集中在一处的能力 /107

禅定：帮助身心恢复健康的强力练习 /107

三摩地：无论何时何地，都让自己更好的能力 /108

瑜伽疗愈的八大步骤 /110

体现：用身体的反应找出真实 /110

觉知：明确察觉到自己的反应和感觉 /111

接受：坦然接受自己的现状 /113

选择：接受并洞察自身状况后做出的决定 /114

洞察所做的选择：先行演练做出的选择 /115

自我的真实：看见自己需要改变的现实 /117

让自我真实地实践：鼓起勇气面对改变的冲击 /118

让生命继续流动：由改变的结果再次做出选择 /119

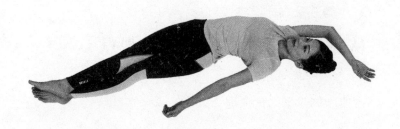

<$< 第四章 $>$>

瑜伽疗愈的自我练习

呼吸觉知练习	觉察自我呼吸状态 /129
呼吸调节练习 01	延长、顺畅、柔软呼吸 /131
呼吸调节练习 02	舒缓侧肋 & 腹部紧绷 /133
呼吸调节练习 03	胸腹部扩张 /135
呼吸调节练习 04	左右鼻孔交换呼吸 /137
身体扫描	从脚到头的感觉观察 /139
身心觉知练习 01	跪坐前弯 /141
身心觉知练习 02	仰卧腿部延伸 /143
身心觉知练习 03	仰卧体侧伸展 /145
身心觉知练习 04	俯卧转体 /147
身心觉知练习 05	仰卧体前侧开展 /149

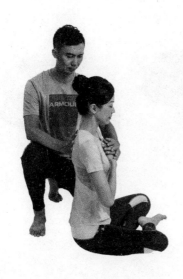

身体调节练习 01　　坐姿上半身扭转 /151

身体调节练习 02　　站姿侧弯 /153

身体调节练习 03　　站姿前弯 /155

身体调节练习 04　　站姿后仰 /157

身体调节练习 05　　勇士站姿上半身延伸 /159

身心统合练习 01　　站姿左右转体 /161

身心统合练习 02　　自体平衡深蹲 /163

身心统合练习 03　　摆手后仰和前弯 /165

身心统合练习 04　　勇士站姿侧倾 /167

身心统合练习 05　　俯卧身体上抬 /169

关系静观练习 /171

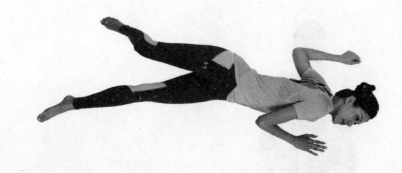

〈 第五章 〉

瑜伽疗愈的常见问题

Q1 什么人适合或需要瑜伽疗愈课程？ /179

Q2 瑜伽疗愈或瑜伽课程中的"觉知"，究竟是什么？ /181

Q3 一周要练习几次？时间要多久？ /183

Q4 要上几次课程 / 练习，才能改善自己的状况？ /185

Q5 如何判断一对一瑜伽疗愈课程收费是否合理？ /187

Q6 如何选择适合的瑜伽疗愈课程及疗愈师？ /189

第 \ 一 \ 章

认识瑜伽和
瑜伽疗愈

我的瑜伽疗愈之路

十多年前，我对瑜伽的认知和大多数人相同，认为瑜伽就是一种伸展类的运动。当时的我是体适能与私人健身教练，只是单纯地想学习一种可以帮助自己与学员伸展的方法，于是我踏上了瑜伽的学习之路。

起初，瑜伽练习让我饱受挫折，感到痛苦，不仅在体位练习中不断发生肌肉抽筋的状况，也让我对原本感到自豪的身体素质产生了强烈的怀疑。不服输的个性，让我继续坚持去挑战瑜伽的练习，我也要感谢自己当时那样的个性，让我有机会看见自己与瑜伽的更多面貌，进而开启瑜伽疗愈的旅程。

做瑜伽练习，竟然也是运动治疗

有了越来越多的瑜伽体验后，我逐渐发现瑜伽背后的哲学意涵与我曾经修习多年的心理学有许多类似的部分，同时也让我对自己、他人及生活的态度有了更多的思考，提高了自己情绪管理的能力，帮助自己得以更平静地看待各种人生的际遇。在身体方面，我也发现瑜伽练习强调细微的动作与身体感受觉察，这对我而言也是前所未有的体验。而这样的练习也帮助我改善了身体紧绷的许多问题、平衡感以及动作模式的修正，并感受到身体能比以往更协调、稳定地运作。

2011年，我第一次接触到瑜伽疗愈，当时我已经练习瑜伽大约四年，瑜伽疗愈对我来说，是瑜伽给我的另一个大惊喜。原来除了伸展及锻炼身体之外，瑜伽还能应用到其他身体状况的改善上，例如：下背痛、肩周炎等。从此，我开始对运动治疗及瑜伽疗愈领域产生了浓厚的兴趣，其中一个原因是，我在教授体适能及瑜伽课程中，经常发现人们有身体上的各种困扰及运动伤害，我希望能够帮助他们更多，并协助他们恢复健康。因此，接下来的日子里，我便经常参加各类相关的研习及师资培训课程，包含复健医学、动作评估与矫正、身体功能性训练等。

除了身体，同时也要照料情绪的健康

隔年，我动身前往印度果阿（Goa）的卡莉女神学院（Shri Kali Ashram），接受了三百个小时的古典谭崔瑜伽（Tantra Yoga）师资训练。虽然这个课程并不属于瑜伽疗愈的训练，但其中教授的古典瑜伽哲学观与生活观，对我在后续的瑜伽疗愈学习中有很大的帮助。

在印度近两个月的时间里，我了解到健康的身心必须从生活中去培养，除了身体层面的照料之外，我们的生活习惯、情绪及心理的状态也同等重要，甚至具有更大的影响力。我还记得，那时候的我因为过于担忧经济来源会不稳定，以至于自己工作量过多，教授大量的课程来填补心中的不安全感，甚至周末也在工作中度过，导致每天都带着相当疲累的身心过日子。

后来，我在与一位来自美国的练习者聊天时，好奇地询问她，离开自己国家这么久（她已在学院修习长达一年），不会担心回到美国后无法找到能提供她足够经济收入的工作吗？她回答我"一点也不"，因为就算找不到心中理想的工作，她还能到餐厅当服务员，不至于无法生活下去。我这才惊觉，原来自己的担忧只是庸人自扰与自我设限，让一些尚未发生的事情主导了生活，造成自己的身体过度疲累，并承受了许多不必要的心理压力。

有了这样的觉悟之后，我开始重新安排工作时间，减少了课程的教授时数，空出更多的时间给自己与家人。一直到现在，我都很庆幸有过这段人生际遇，让自己对于生活及身心健康有了更深一层的体会。

在接下来的几年里，虽然我不断地学习瑜伽、运动治疗相关的知识与技术，但始终无法系统地深入学习瑜伽疗愈这门科学，原因在于当时的台湾地区完全没有任何瑜伽疗愈师的培训课程，偶尔会有一些标榜瑜伽疗愈的研习课程，但往往都缺乏科学根据或仅是点到为止。

于是，我在国外友人的建议之下，开始积极了解国际上较为知名的几所瑜伽疗愈学校，并产生了一个出国学习瑜伽疗愈的梦想。之所以称为梦想，是因为这对英文能力不算高的我来说，无疑是一个非常大的挑战。我知道那将会与当初前往印度的学习有相当大的不同，因为在印度的学习比较像是体验式的生活学习方式，而专业的瑜伽疗愈学习将涉及许多科学及专业领域的学科与技术层面的探讨，这也是令我望而却步的主因之一。

但是最终，对知识的渴求战胜了心中对未知与自我设限的恐惧。我在2014年的春天，只身搭上了飞往加拿大的班机，前往蒙特利尔（Montreal）向尼尔·皮尔森（Neil Pearson）老师学习疼痛照护瑜伽（Pain Care Yoga），正式开始系统地学习瑜伽疗愈，并于2015年4月通过审核，成为中国台湾首位取得认证的疼痛护理瑜伽疗愈师。

在学习疼痛照护的过程中，我逐渐了解到身体层面的调整并非解决问题的唯一途径，甚至它并不是最有效的途径，而是需要以人为本，去关心一个人的想法和心里的感受，并去了解他的文化背景、生活模式等，从一个完整的角度去协助对方，而非从单一层面去看待问题、解决问题，因为每一个层面都会互相影响且紧密相连。

2015 年的 9 月，我决定再次踏上旅程，前往日本参加来自美国的浴火凤凰瑜伽疗愈（Phoenix Rising Yoga Therapy）六百小时瑜伽疗愈师培训，希望能接受更完整的训练，以符合国际瑜伽疗愈师协会（International Association of Yoga Therapists）对于瑜伽疗愈师的资格规范，并期望自己能成为一名具备充分专业能力的疗愈师。

在这段培训时间里，我正巧遭遇了人生中最大的低潮，家庭关系的紧张与问题让我深陷于严重的情绪困扰之中，随之而来的则是身体的剧烈反应，我开始失眠、呕吐、脸部不停地长出痤疮（青春痘），最后被诊断为抑郁症。这段遭遇虽然对我的培训产生相当大的干扰，但同时也让我通过自己的亲身经历，更深刻地体验与探索瑜伽疗愈对身心健康改善的效用。

只有经历痛苦，才能看见真实

在将近一年半的培训日子里，我经历过无数次真实自我的面对与挑战，我曾经痛哭、懊悔过，也曾经愤怒、沮丧过，但这些被称之为痛苦的经历，让我逐渐理清了头绪，看见自己真正需要面对及改变的部分，包含看待自己与他人的方式、价值观、人际应对、生活态度等，几乎是整个生命历程的转变。

在培训接近尾声的时候，我也从低潮当中逐渐走了出来，不仅让自己的身心恢复了健康，也改善了与家人的关系，我甚至认为自己的身心状况与家庭关系提升到以往从未有过的佳境。

这样的经验也让我充分地体悟到瑜伽疗愈的真义与价值，更加确信瑜伽疗愈能给予帮助人们的力量。或许一年半的时间不算短，但对我而言，这段时间的经历与努力是弥足珍贵、相当值得的，也让我对如何成为一个人，以及相信一个人拥有自我成长、自我疗愈的潜能有了深切地体认。

我在 2017 年 1 月通过学校的考核，成为浴火凤凰瑜伽疗愈的合格疗愈师。同年的 7 月，我接到国际瑜伽疗愈师协会的通知，正式成为全球首位来自中国台湾的国际瑜伽疗愈师协会认证瑜伽疗愈师（C-IAYT），并于 2018 年 5 月取得加拿大疼痛照护瑜伽（Pain Care Yoga）的国际讲师资格。

对我而言，这段人生的旅程不只是代表我的瑜伽疗愈学习之路，它也是我从看见、探索到亲身体验瑜伽疗愈的真实写照。我真正想要分享的，并不是我做过了哪些事情，而是希望能借由我的实际经历，鼓励身处困境及心中存有梦想的人们，我们都拥有改变现状的能力，也都拥有扭转人生的潜能。不管你目前正在遭遇什么，一定有某些方法能帮助自己及身边的人，只要你愿意付出努力去学习如何好好善待自己还有他人。

瑜伽和拉筋、伸展，有何不同

既然这本书讲的是瑜伽疗愈，我觉得必须先要和各位说明究竟什么是瑜伽。

不仅一般大众，甚至许多医疗专业人员也常常认为，瑜伽就是一种伸展及拉筋的运动。但事实上，瑜伽是一种源自约五千年前古印度的生命哲学体悟与修炼方式，修行者借由长时间的静坐冥想来参透生命的意义，并体悟如何在世界上与万物和谐共处。瑜伽（Yoga）在梵文的本义即是"联结"的意思，让身心得以产生良好的联结，让人与外在环境建立良好的联结。

而大家现在熟悉的瑜伽动作，则是距今两三百年前才发展出来的Asana，也就是体位法。据传是瑜伽修行者为了能让身体适应长时间的静坐而模仿万物姿势作为锻炼身心的方法，其中也包含了印度传统对身心健康观点中有关生命能量提升与平衡的意涵，以及许多的呼吸法及洁净法练习，一般将这样的瑜伽练习方式泛称为哈达瑜伽（Hatha Yoga）。然而，哈达瑜伽仅是瑜伽的一小部分，瑜伽还包括许多实践及练习的方式，例如：以理性的思维及逻辑思辨来探求真理的智慧瑜伽（Jnana Yoga）。在此，我就不详述瑜伽的分类及内容了，毕竟这不是一本以介绍瑜伽为主要内容的书。

因此，我们可以将瑜伽称为是一种整合性的哲学及个人身心实践的方法。瑜伽联盟（Yoga Alliance）则将瑜伽称为一种促进健康的身体、心智、情感和精神的综合系统。美国旧金山的整体瑜伽协会主席斯瓦米·拉马南达（Swami Ramananda）认为，瑜伽既是人类本质的精神自我完整体验，也是揭示真实本性的方法，是一种自我掌握的科学，也是一种追求自律、同情和满足的艺术。

瑜伽的伸展动作，是觉察身体的方式

为何许多人会认为瑜伽是一种伸展身体的运动方式呢？我想其中有两个可能的原因，其一是许多所谓瑜伽大师流传下来的体位照片，常常展现惊人的身体柔软度；其二或许与早期传达瑜伽的方式有关，导致大众对瑜伽产生了这样的印象。

在我接触过的许多早期瑜伽练习者中，发现这些练习者通常拥有极佳的身体柔软度，却相当缺乏肌肉的力量及身体稳定度。如果大家仔细看过哈达瑜伽中的各式体位，就会发现除了那些看似伸展的体位外，还包含许多需要强大身体力量的体位。因此，如果只将瑜伽视为一种伸展身体的方式，可说是对瑜伽的一大误解。

如同前面提到的，瑜伽是一种让身心建立良好联结的方法。所以就算是在一些看似伸展的体位练习中，伸展并非是练习的主要目的，而是在动作中练习觉察身体的感受、内在的反应，以及体悟对待自己的方式与态度，找到与自己当下状态最适切的相处或练习的方式。我们可以说，体位练习有伸展、强化身体素质等效果，但并非是以增进柔软度或肌肉力量为目标导向的运动，而是一种促进身体、心智和精神整体健康的身心活动。

之所以要与大家分享这些瑜伽的概念，是因为瑜伽疗愈乃是基于瑜伽哲学及方法之上，我并不希望大家将瑜伽疗愈误解为单纯地借由伸展来缓解身体紧绷造成的不适或借由体位练习来锻炼核心肌群、改善背痛等问题。因为身体的每一种状况或问题都不是单一层面的，身体状态会影响心理及精神，相对地，精神及情绪一样会影响身体的状况。我会在后面章节中对这个部分做更详尽的说明，同时也会再深入解释关于对瑜伽及瑜伽疗愈常见的疑问与误解。

瑜伽要做到高难度动作才有效吗？

在正式介绍瑜伽疗愈之前，我想再为大家厘清一些关于瑜伽练习的错误观念，因为这些观念对瑜伽练习及瑜伽疗愈的成效起着举足轻重的作用。

在瑜伽的体位练习中，观念传递不清，常常造成社会大众对瑜伽的误解，其中一个最普遍的误解就是练习瑜伽应该往高难度的体位挑战迈进，或是能完成高难度的动作，瑜伽练习才算有进步。当然，若单纯以部分身体能力来看，或许可以说有某种程度的进步，但是若从身体运作的整体面来说，可能就不见得如此了。

伸展过度，带来反复受伤、关节不稳定的危机

大众眼中的高难度瑜伽体位，不外乎是身体各关节大角度的动作，

或是一些难以平衡的动作，比如说：脊椎大弧度地向后弯曲（通称为后弯系列体位）、仅用双手或单手支撑身体（通称为手平衡系列体位）及各类倒立体位等。为什么说就身体整体面来看，这并不见得是一种进步呢？

其中一个原因是，人类身体的良好运作，必须依靠各关节、组织、肌肉力量及柔软度等元素的协调，过大的关节活动角度，可能会伴随稳定度不佳的隐忧。同时，在练习那些关节大角度的体位时，很容易因伸展过度，导致肌腱、韧带受伤，而这些组织的受损有时候是无法复原的。相信有不在少数的人有过这样的经历，曾经扭伤过的脚踝很容易再次扭伤，这很可能是肌腱或韧带损伤后，导致关节不稳定而衍生的后果。

不当的瑜伽姿势，对身体没有实际帮助

许多物理治疗学者及身体动作功能训练专家也提出有关此类瑜伽体位的质疑：人类是否需要那么大的关节活动度？如此大的关节活动度是否对身体的运作及健康有实质益处？目前似乎并无有力的研究证据证明，如此大的关节活动度对人体有实质益处。

至于手平衡及倒立系列的体位，如果在适当的情况下练习，的确能有效强化手臂、肩膀及核心肌群，但请注意我提到的"适当"二字。

一直以来，肩膀是人体相当容易发生问题的一个部位，原因在于肩膀与人体的脊椎等中轴骨骼系统间并没有一个相当稳固的关节联结。因此，肩膀相较于其他关节拥有较大的活动度，但同时也较容易产生不稳定的现象，许多肩膀的问题及病症常常源于肩关节不稳定及肌肉失衡等因素。

若在肩关节不稳定或肌肉失衡的状态下练习手平衡及倒立等体位，便很容易导致受力不均或所谓的肌肉代偿现象，即便能够做到那些动作，但如果都是在不适当使用身体的情况下完成的，长久下来反而可能会对身体造成伤害，而不是强化身体。当代的肌筋膜学专家汤玛斯·迈尔斯（Thomas Myers）也曾针对此类体位提出他的观点，他认为手部并非人类主要支撑身体重量的部位，频繁地练习类似的动作，可能造成人体动作功能及肌筋膜系统的不协调。还有一些专家学者提出，若从人体的动作功能性角度进行分析，许多体位的练习是违反人体生物力学的，对人体的运动功能并没有实质助益。

很多人或许会认为，某个关节出现疼痛等问题，就需要强化或伸展周遭的肌肉群，虽然从某个角度上来讲是合理的，但到底该如何强化或伸展，或需要其他的处置方法，应交由专业的医疗人员或身体训练专家来评估，不可一味地凭自己的认知进行训练。

以上所谈论的，都是单就身体层面来探讨"高难度体位对人体是否有益"这个议题。从练习瑜伽的初衷来看,它是一种促进身体、心智、情感和精神健康的综合系统,那么高难度的体位是达到这种效果的必需途径吗?

有些人为了舒缓精神压力而练习瑜伽,有些人为了改善身心困扰而练习瑜伽,我认为练习瑜伽的真正目的是提升一个人的生活质量及自我认同,在身体、心理、情感及精神素质上的整体提升。我也曾经遇到许多瑜伽练习者,因久久无法做到那些高难度的体位而自责、灰心,甚至愤怒,我想这就偏离瑜伽带给人们的原意了。

如果能够完成高难度的体位就代表瑜伽的精进与效益程度,那么芭蕾舞者、特技表演人员等拥有极佳身体表现能力的人们,就应该有身体、心理、情感及精神上的良好素质,不是吗?但事实上,他们也跟大多数人一样,有着身体伤痛、情绪障碍和人际关系困扰等许多问题。

不管你是瑜伽初学者还是已经学习数年时间的瑜伽老手,必须常常反问自己并思考的问题是:练习瑜伽的初衷究竟是什么?如何在练习之中觉察自身的状态?如何促进整体健康状态的提升?而非着重于表象的体位完成度。

酸痛感是对健康有效的保证？

相信很多人都有过按摩的经历，也一定有很多人听过这样的说法："按摩就是要按到会痛才有效。"但是你有没有仔细感受过，接受过那样的按摩之后，身体的感觉如何，是否会酸痛很多天？身体真的觉得放松了吗？如果酸痛持续好几天，可能是你身体的组织被破坏而产生了发炎疼痛的现象，这对身体而言，不见得是一件好事。

伸展时，感到微酸就好

之所以举这个例子，是因为许多人将瑜伽视为一种拉筋的保健方式，甚至也会有老师告诉你，就是要拉到酸痛才会对身体有帮助，但事实上并非如此。不可否认的是，瑜伽的体位练习中，的确存在某些伸展的元素，而适度地伸展的确有助于我们的健康，但什么是较为理想的伸展方式呢？

如果我们的身体处于紧绷、肌肉与筋膜张力较大的状况下，伸展时必须能够维持平稳、舒适的呼吸状态，以稳定及缓慢的速度进行组织的伸张，身体感到微酸就已经足够。如果身体感受达到需要忍耐的程度，甚至感到疼痛，反而是对伸展产生了不良作用，这时我们势必无法维持平稳顺畅的呼吸。

为何理想的伸展需要上述各项要素呢？接下来为大家一一说明。

呼吸是反映人体神经系统状态的一项指标，如果我们想要伸展紧绷的身体部位，意味着我们必须降低神经的激发程度，如果神经系统处于紧张的状态，身体也将处于紧绷的备战状态，这时候如果想要伸展身体部位，就比较困难。这也是为何在进行伸展动作时，需要维持舒适、平稳的呼吸，以确保神经系统处于低激发状态。

另外，在进行伸展时，要以稳定、缓慢的速度进行，其中一个目的是为了刺激皮肤与肌肉中的某些神经感受器。当这些神经感受器得到足够的刺激时，便会促使神经对肌肉产生抑制收缩的作用，使肌肉放松，此时有助于我们进行肌肉的伸展。

但肌肉中也有另一类神经感受器，如肌梭（Muscle Spindle）。当它受到刺激时，会引发肌肉的收缩反射，而速度过快及用力过度地伸张肌肉，便容易刺激肌梭，产生牵张反射（Stretch Reflex）现象，造成肌肉的收缩。所以，如果我们想利用瑜伽来伸张与放松肌肉等身体组织，自然要避免过度刺激肌梭，采用缓慢、稳定的方式来进行，提高伸展与放松的效果。

因此，我们在练习瑜伽时，如果让身体感到过度酸痛，便会导致神经系统紧张、呼吸急促或不顺畅以及肌肉的收缩，因为疼痛是一种反映危险信息的感受，会使神经系统兴奋，让身体进入备战的状态。而酸痛也意味着我们使用过大的力量进行伸展，会刺激肌梭产生肌肉收缩的反射现象。以上这些情况都是不利于伸展的，同时也可能导致肌肉的拉伤。

保养筋膜与肌肉，关键在于慢动作

关于这个部分，肌筋膜学专家汤玛斯·迈尔斯也提出了他的看法，他认为瑜伽的练习在维持肌筋膜健康方面扮演着相当重要的角色，因为瑜伽的动作方式可以促进身体组织重新水合（Hydration），使组织充满水分，让肌肉、筋膜在动作中产生良好的滑动。

此外，因为肌肉长期紧张在筋膜上造成的"结"，对肌肉、关节甚至内脏都会造成不良影响。通过瑜伽等方式，我们有机会重新打开这些组织，让内在的状态产生改变。汤玛斯·迈尔斯也提到，在瑜伽练习中，预防伤害最重要的方法就是缓慢移动，如果移动太快或太强，干燥的组织可能会撕裂。但若有足够的耐心，即使最干燥的组织也能够重新水合及扩张，并开始产生滑动。

以上说明，先单纯地以伸展身体组织的角度来探讨瑜伽，但各位要知道，瑜伽还包含了促进心智、情感和精神健康的部分，而酸痛感绝对不是一个判断"瑜伽对我的健康是否有益"的指标。一个身体柔软度非常好的人，在练习伸展形式的瑜伽体位时，不见得会有酸、痛等感觉，那是否就意味着瑜伽练习对他的健康没有帮助呢？通过前面的说明，我想各位应该很清楚答案了。

通过瑜伽好好地探索自己，除了有益于身体的健康之外，还能促进心理的健康，改善神经系统衍生的许多问题，甚至是家庭、婚姻、职场等人际关系的困境。关于这些，就留待后续的瑜伽疗愈章节中，再为大家一一介绍。

改善身体的痛，发现心灵的伤

大致了解了什么是瑜伽之后，接着要与大家谈谈什么是瑜伽疗愈，它和一般的瑜伽有什么差异。

冥想、正念、伸展，不等于瑜伽疗愈

自从瑜伽在世界各地普及与流行后，各位应该或多或少听过"瑜伽疗愈"这个名词或课程，但对于瑜伽疗愈的真正含义，似乎又是似懂非懂的。人们大多从瑜伽课程的广告中得知瑜伽疗愈的信息，或从网络上众多的分享文章中了解瑜伽疗愈。

但由于瑜伽的快速商业化，许多课程介绍及网络文章已经偏离了瑜伽及瑜伽疗愈的核心理念与价值，变成了以吸引顾客为导向的商业广告，并过度夸大及渲染瑜伽的功效。

但这并不代表瑜伽疗愈没有我们想象中的那些功效，甚至有许多惊人的实际案例，可能会让许多人难以置信，关于这些案例，我会在后面的章节中分享。在开始介绍瑜伽疗愈之前，希望各位了解一个原则：并不是每种瑜伽课程都可以称之为瑜伽疗愈，也不是每一位瑜伽老师都有能力指导瑜伽疗愈课程。

目前国际上关于瑜伽疗愈师的专业训练，已经从瑜伽老师的训练中独立出来，取得瑜伽老师的认证，并不具备指导瑜伽疗愈课程的能力与资格，瑜伽联盟也不容许其规范下的瑜伽老师指导瑜伽疗愈课程。如果要取得瑜伽疗愈师的资格，必须额外接受近一千个小时的专业训练，并通过国际瑜伽疗愈师协会审核后，才具备瑜伽疗愈师的资格。据我所知，目前台湾地区取得国际认证的瑜伽疗愈师，并没有超过五人（截至 2018 年）。

在我的执业过程中，也时常听到患者的经验分享，许多患有持续性疼痛（本书依当代疼痛科学专家的建议，以"持续性疼痛"代替"慢性疼痛"一词）或身体损伤的患者，在参加市面上一般的瑜伽课程后，症状不但没有改善，反而产生了不适感，甚至加剧了原本的症状。所以，如果要选择瑜伽作为改善身心状况的方式，建议大家先找专业的瑜伽疗愈师咨询，并听取其他专业人员的意见，如医师、物理治疗师、心理师等，再选择适合自己状况的瑜伽疗愈课程。

至于瑜伽疗愈的真正含义，国际瑜伽疗愈师协会创办人之一理查·米勒（Richard Miller）博士认为，瑜伽疗愈可以被定义为：将瑜伽原则应用于特定的人，以实现其特定的精神、心理或生理目标。采用经智慧构思的步骤，运用冥想、知识学习、精神或心理咨询、唱颂、意象、祈祷或仪式性活动等，以满足个人的需求。

瑜伽疗愈尊重个人在年龄、文化、宗教、哲学观、职业和身心健康等方面的差异，由疗愈师与患者共同找到适合的练习方式和活动来改善患者的状况。这里必须注意的是，瑜伽疗愈需要患者和疗愈师双向共同合作与努力，而非患者单向地接受疗愈师的指导，这部分我会在后面的章节中详述。

由不同层面切入，进而提升整体健康

瑜伽疗愈主要应用于以下三个方面：

第一是运用瑜伽来获得力量感，即发展个人所需的肌肉力量，来应付日常生活及工作所需的肢体能力。许多人因为工作而时常腰酸背痛，有时候可能就是因为身体没有足够的力量来应付工作所需的身体活动造成的。

第二是利用瑜伽来疗愈身心的具体问题，如身体的疾病与损伤、心理、情绪的困扰及精神疾病。目前已有充分的研究证明，瑜伽对于上述各种身心疾病，具有显著的改善效果。

第三是运用瑜伽去理解及改善自我意识造成的困境，如人际上的问题、生活缺乏愉悦感等，常常是由自我意识造成的。比如较悲观的人，在面对各种人或事时，总是倾向于从负面及悲观的角度去看待，因此容易对人生感到失望，时常不由自主地感到闷闷不乐。

简而言之，瑜伽疗愈是一种经由对个人各种状况的考量，运用瑜伽的原则、理念与方法协助改善或解决问题的方式。它并不局限于某单一方面，而是用整体性的观点，从生理、心理、精神及社会层面完整地看待一个人，引导患者洞悉和了解自身的状况，并理解自身的问题并非单一原因所导致，进而选择恰当的方式全面改善身心健康。

身体功能观点的瑜伽疗愈

由于近代的大部分瑜伽练习包含了体位的练习，因此，采用瑜伽来改善身体功能几乎是广为人知的瑜伽疗愈范畴。解剖学家、医疗专业人员及动作训练专家纷纷发现，某些瑜伽体位法能有效改善下背痛等问题，并有矫正姿势与动作的功能。

调整肌肉和筋膜的张力

最常采用的方式，就是从肌肉与筋膜张力调整的观点切入。身体的疼痛及不良的动作、姿势几乎都伴随着身体张力的不平均，例如有些人的腰椎在平时经常过度前凸，这种经常性的不良姿势，容易造成腰部肌肉及筋膜的紧缩。久而久之，可能造成脊椎的压力或腰部肌肉不能适当地调节放松，从而容易产生不适感或疼痛。针对这种状况，适当地活动及伸展张力过大的部位，有助调整肌肉与筋膜的张力。

另外，若是瑜伽疗愈师熟知人体肌动学及生物力学，除了伸展、强化肌肉及筋膜功能之外，还可以从身体运作模式及动力传递的角度来协助患者，即类似所谓的身体功能性训练。不良的动作模式，表明执行某个动作所需参与的身体部位及肌群运作不协调，或者某些肌群失去基本运作的能力。如果疗愈师能引导患者感知运作不佳的肌群，并协调各肌群的启动顺序及功能，便能够慢慢矫正患者的动作模式。

举一个大家最熟悉的例子，相信许多人都听过核心肌群的训练，但为什么需要核心肌群的训练呢？原因在于核心肌群扮演着稳定身体的角色，如果一个人的核心肌群稳定能力不佳，当他做动作时，整个身体就处于不稳定的状态，身体为了维持平衡及稳定，便会使用额外的动作及肌群来协助稳定，如此一来，就容易造成这些部位的过度耗损，对关节、肌肉等组织造成不良影响。

但我必须再次强调，即使运用人体科学为主的瑜伽疗愈方式，仍然会考量患者的心理、精神及社会背景等因素来选择适合患者的介入方式，并同时照顾及处理患者的心理及神经系统状态等问题。

心理学观点的瑜伽疗愈

早期，人们发现瑜伽的练习能疏解身心压力。于是，科学家开始对瑜伽产生好奇心，随着各种研究结果陆续发表，已经证实适当的瑜伽练习能改善人们的心理健康。

与正念和减压相近的"专注当下"概念

科学家总结出一些原因，包括瑜伽强调专注当下、正向的信念、接纳自我及内在经验的探索等，都有助于人们调节心理压力和思考与行为模式。

当人面对压力时，很容易每时每刻想着造成压力的事件，若无法及时排解压力，便可能引起精神紧张、恐慌及失眠等问题。而瑜伽强调专注于当下的练习，在练习中能让人们将自己烦躁的心念带回当下的呼吸、身体与环境之中，让身心得到喘息的机会，暂时脱离压力事件。近几年相当流行的正念减压疗法，也是运用类似的概念。

瑜伽与心理健康的关联经过数十年的研究和发展后，临床心理学家发现，瑜伽的某些元素及练习方式也有助于创伤后压力症候群（Post-Traumatic Stress Disorder, PTSD）等心理疾患的治疗。如美国知名的精神病理医师贝赛尔·范德寇（Bessel van der Kolk）便发现瑜伽能有效改善许多心理疾患的症状，并将瑜伽实际运用于他的患者治疗中。

而我接受的浴火凤凰瑜伽疗愈系统训练，也是结合了瑜伽与心理学的概念和方法，所发展出来的瑜伽疗愈方法通过身体与内在经验的探索，来协助患者处理过去的经历对身心造成的伤害。举例来说，如果一个人因为过去的感情经历严重受创，而对后来的感情关系总是感到恐惧及缺乏安全感，导致感情关系难以建立或交往不顺利，那么这个人需要处理的就是由过去的经历所衍生的心理状态。

因为身心会相互影响，经历也会在身体上留下一些感觉及反应的印记。因此，患者很容易在某些动作或姿势中，再次体现过去经历的感觉及感受，让患者有机会再次面对过去的经验，并从中找到解决之道。

神经科学观点的瑜伽疗愈

　　人类的生理与心理运作其实都与神经系统脱不了关系，因为神经系统才是主宰一个人的关键。科学家发现许多身体、心理及精神疾病，都伴随着大脑或神经系统其他部分运作模式的改变及病变，如果能够让神经系统恢复正常的工作，几乎能够改善大部分的问题。

重新设定大脑与交感神经的运作方式

　　例如，患有持续性疼痛及创伤后压力症候群的人，他们的大脑几乎每时每刻都被过去的经历绑架，导致大脑管理认知及情绪的两个区域活动异常，因而造成疼痛经常发生，以及其他如焦虑、恐慌等充斥在身心之中。科学家发现，瑜伽中的某些呼吸法与对当下感受的觉察练习，能够重新调整大脑不同区域的活动，改善持续性疼痛及多种神经心理疾患的症状。

再举一个常见的例子——失眠。

造成长期失眠的其中一个原因，是交感神经与副交感神经的运作失调。交感神经的作用在于提高身体各器官及系统的运作，以应对压力及危险等情况，会使心跳加速、血压上升，让人保持警戒状态，而副交感神经则可以使人放松、休息、启动睡眠等。

当人在夜晚需要睡眠休息时，若交感神经仍然处于高涨的状态，则会难以入眠。而瑜伽里的许多方式，包括呼吸、冥想和某些休息体位，已经证实能调整交感神经与副交感神经的运作，这也是为何许多失眠的人在瑜伽课程里能够呼呼大睡的原因。

但如同我前面所述，每个人的状况不同，同样是失眠问题，每个人适用的方式并不见得相同，甚至对某些人有效的方法，用在另一个人身上却可能产生反面效果。瑜伽疗愈与一般瑜伽最大的差异，即是瑜伽疗愈是从根本与整体去关注患者的需求，并运用适合患者当下情况的方式进行针对性的疗愈。

觉得舒服放松，就是疗愈吗？

在当今的台湾地区，大众除了对瑜伽有一些刻板印象及误解外，对瑜伽疗愈同样存有许多疑惑，市场上也充斥着许多关于瑜伽疗愈的乱象，我之所以称它为市场，是因为瑜伽的过度商业化是造成这些乱象及误解的原因之一。

放眼市面上的各个大小瑜伽教室，我们很容易在教室的课程表中看到"瑜伽疗愈"这门课程，但大家是否还记得我在前面曾提到过，目前台湾地区取得国际认证的瑜伽疗愈师并未超过五人，既然具有资格的瑜伽疗愈师如此稀少，那么究竟是什么人在教授瑜伽疗愈课程呢？而那些课程传递给学员的瑜伽疗愈的完整性又有多少呢？各位可想而知。

在这种情况下，自然就容易让大众对瑜伽疗愈产生各种不同的误解，但对每个正处于萌芽阶段的领域来说，这似乎是一种难以避免的现象。

放松，只是准备工作

如果你走进上述瑜伽教室的疗愈课堂里，可能会发现老师用一些较轻柔、舒缓的体位法带领大家练习，并运用许多听起相当美好或如梦似幻的话语进行引导，有些课程有时还会点上精油及运用音乐营造放松的氛围。这样的课程或许真的能让你感到放松及舒压，但若要将它称之为瑜伽疗愈，似乎有些牵强，因为这并不能代表完整的瑜伽疗愈。

让人放松及降低精神的紧张程度，或许可说是进行瑜伽疗愈的第一个步骤，其中一个目的是希望让患者能感到安心，不管疗愈的取向是身体、心理还是神经系统方面，都能让患者以较适宜的状态来进行疗愈。所以也可以说，让患者放松只是瑜伽疗愈进行前的准备工作，这也是为何我说舒压、放松的课程难以称之为瑜伽疗愈的原因之一。虽然我认为这些课程不能称之为瑜伽疗愈，但我仍然相当肯定这些课程的价值以及它带给人们的益处。

痛苦，是痊愈的必经过程

从另一个角度来说明，应该可以让各位更加了解我的论点。请先思索一个问题，为何人需要疗愈？

我们可以说，他的某项功能产生了障碍或者生活陷入了困境，而造成生活上的问题及生活质量的下降。如果你曾经遭受过重大的身心创伤，我想你应该更能体会我接下来要说的事情。

假设一个人因为一场严重的车祸而久卧在床，那么他如果要从那样的状态恢复以往的行动能力与生活机能，需要经过多少复健及努力呢？这段过程势必会相当辛苦，他可能必须重新练习走路，重建所需的肌肉力量以及克服受创后身体产生的限制。可以说，这是一段非常痛苦的过程。

修复心理与关系上的创伤也同样艰辛。多数人应该有过失恋的经历，但我想没有人是轻轻松松或开开心心地从失恋的阴影中走出来的，可能需要很长时间接受这样的事实，可能需要重新适应少了一个人在身边的日子。如果分手的过程中还遭遇了言语及暴力的攻击，或是因为第三者介入导致，可能会造成更大的伤害，想要恢复以往的平静生活，就需要承受更多的伤痛并付出更多的努力了。

举了以上两种创伤的例子，是想告诉大家，完整的疗愈不可能全程都感到轻松自在，瑜伽疗愈也一样。我们不能将所有对人们有帮助的事都称之为疗愈，跳舞并不等同于舞蹈治疗，绘画也不等同于艺术治疗。同样，让人放松的瑜伽课程并不等同于瑜伽疗愈。我之所以要提出这些论述，是希望能协助大家更加了解瑜伽疗愈的全貌，同时也是为了捍卫瑜伽疗愈专业从业人员的权益。

另外一个关于瑜伽疗愈的疑惑是，很多人认为只要去上课，被动地遵循疗愈师给的指令去做就能解决自己的问题，这种现象其实也普遍存在于许多医患关系中。

事实上，这样的方式无法从根本上解决一个人的问题，况且瑜伽疗愈师也不会直接以指导性或下处方的方式，告诉患者该怎么做。瑜伽疗愈尊重患者的主体性与自主性，瑜伽疗愈师则扮演的是引导者及从旁协助的角色，协助患者看到自身的问题，并引导患者找到适合自己的疗愈方式。

这样说起来可能会让人感到难以理解。举个例子来说，许多担任物理治疗师的朋友曾经告诉我，他们时常遇到的一种情况是，来寻求治疗的大部分患者并不会积极主动地练习治疗师教他们做的动作训练。

曾经有人提出这样的看法：之所以会有这样的情况发生，除了患者本身的心态之外，还有一个原因就是，这些训练方式并不适合患者的现实生活情形，同时也未考量到患者本身的想法及接受度，这便忽略了患者本身的主体性因素。如果能与患者进行更多的讨论，了解他们的生活情形及心中的想法，会更容易找到患者愿意去执行的有帮助的训练方式，同时也能增进患者的自主性。

当然，我并不是说我的这些物理治疗师朋友不了解或不愿意去做这些事情，很多时候是因为工作环境及人力不足的限制，以至于他们仅能以极少的时间去协助一个患者，而无法兼顾这些层面。

聆听身体的真实想法，只有自己能做到

瑜伽疗愈师在授课时所扮演的角色与心理咨询师有些类似，协助及引导患者感受、探索与了解自己的支持者，让患者慢慢洞悉自己的状况与问题根源，并决定改变自己的方式。

在瑜伽疗愈的过程中，患者必须练习让自己成为主动者，而非单纯接受课程与指示的被动者。因此，患者自身必须付出相当多的努力，疗愈师只是辅助者，因为只有患者自己才能真正地了解自己，知道自己的感受，以及现在自己能够做些什么、不适合做什么。

各位可能会有这样的疑问，如果是身体功能上的问题，患者怎么知道如何训练自己？

有经验的瑜伽疗愈师会善用他的所长及观察能力，引导患者进行身体运作上的探索。在进行每个动作的过程中，疗愈师会仔细观察患者的呼吸及身心反应，同时也会询问患者本身的感觉与内在感受，并

引导患者留意可能被忽略的地方，当患者对自己的身体及其他层面有充分的觉知时，自然能够从疗愈师引导的各种动作中，选择适合自己的练习方式。

例如一个下背疼痛的人，他能感受到什么样的动作对他有帮助，什么样的动作对他不仅没有帮助反而有害，选择适合他的练习方式，而不是只单向听从疗愈师的指示，重复练习某些动作。如果缺乏个人的感知能力，一味地练习某些动作，不仅可能白费功夫，还有可能造成再次伤害。

我想强调的是，瑜伽疗愈是一种需要个人完全投入的历程，只有一个人能全面地觉知自己并进行整体的调整与改变，才能从根本上解决自身的问题。被动或消极地进行某些疗程，可能只是暂时的缓解，无法彻底改善一个人的状态。

〈 **疗愈笔记 1** 〉

感觉不舒服，就是有问题该解决的时候

如果你接触过瑜伽，或许已经体验过瑜伽给身体和情绪带来的放松感与焕然一新的感受。而瑜伽疗愈则和瑜伽的目标稍微有所不同，它是从不舒服的感觉反向循线找出身心的问题。

简单来说，瑜伽和瑜伽疗愈的不同大致如下：

一般瑜伽通过瑜伽伸展动作与呼吸冥想，达到放松、舒缓紧张情绪的目的。

瑜伽疗愈借由基本体位伸展动作，解析身体紧绷、不安、疼痛等的直接反应，找出恐慌、不安的根源，修复身体与情绪，达到内外各层面的完整疗愈。

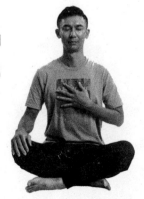

对现代人来说，可以放松以及有放松的时间是非常重要的，而瑜伽疗愈则是更进一步找出为什么你无法放松的原因。

第 \ 二 \ 章

改善身心伤痛，
从创伤记忆开始

疼痛与情绪、认知息息相关

不管是身体上的病痛、心理上的问题还是生活上遭遇的困境，几乎都会伴随负面情绪的存在。因此，当我们谈到瑜伽疗愈时，自然无法忽视负面情绪带来的影响，但有时候人们过于专注自身病痛的处理，却忽视了负面情绪导致的后果。

持续性疼痛的难以痊愈和大脑有关

以患有持续性疼痛的人为例，长期的疼痛会使大脑不能正常地释放激素，去甲肾上腺素（Norepinephrine）即为其中之一。去甲肾上腺素是人在面对压力时大脑分泌的荷尔蒙（Hormone）（激素），它会刺激与情绪反应有关的杏仁核（Amygdala），并引发人体的战斗 / 逃跑反应（Fight-or-Flight Response），而这些反应会产生焦虑、恐惧、愤怒及抑郁等情绪，也会提高神经感受器的敏感度，造成神经系统对引发疼痛的化学物质更加敏感，从而导致疼痛更加频繁地出现或加剧。

此外，当人有负面情绪时，身体通常是蜷曲、紧绷的。对有持续性疼痛的人来说，在移动身体或做出某些动作时，常常伴随着疼痛或无法做到某些动作，而紧缩的身体又增加了活动的限制，让肌肉缺乏做出动作所需的弹性。身体无法以正常的方式活动，同样会导致疼痛的频率增加或衍生其他的问题，这些问题都相当不利于身体的复原。

负面情绪的另一种影响则是休息与睡眠。大家一定有过因情绪不佳而失眠的经历，焦躁的情绪使得交感神经系统活跃，同时抑制副交感神经系统的活动。当副交感神经无法正常运作时，人就无法好好进入放松的睡眠模式。若日复一日地失眠或缺乏质量良好的睡眠，不仅会使身体及各器官无法得到充分的休息，也会打乱神经系统及内分泌系统的运作。

对有身心疾病的人来说，他们需要让身体、心理及神经系统恢复正常的运作与功能，而缺乏休息的身体及大脑会不断地拖垮健康，同时缺乏睡眠也会反过来影响情绪，造成更多的情绪问题。这样的恶性循环，只会使问题更加难以解决，健康状况持续恶化。因此，如果不能妥善处理情绪及睡眠问题，要恢复健康，就会困难许多。

失控的大脑带来不必要的疼痛

另一个由负面情绪导致的问题是注意力及判断能力的改变，包括对身体的觉知能力下降以及无法冷静、客观地做出判断与反应。以有持续性疼痛问题的人为例，当一个人的身体觉知能力不佳时，对身体的控制能力也会变差。当身体提供的感觉信息不足时，大脑便无法正确地判断当时的情况并做出相应的反应。

疼痛的感觉是因为大脑认定当下的情境具有危险或潜在危险，而释放疼痛感来警示我们远离危险。因此，如果身体感知能力与判断能力下降，大脑就容易误判当时的情况，将不具危险性的情境归类为危险的状态，让身体的疼痛感加剧，而疼痛加剧与情绪的再次交织，则会让身心承受更多的痛楚与苦难。

精神病理医师贝赛尔·范德寇（Bessel van der Kolk M.D.）曾提到过，身体感觉是所有情绪的基础，如果人们无法明白身体的感觉，他们将无法做出决定或将计划化为行动。另一位神经科医师安东尼奥·达马西奥（Antonio Damasio）也指出，生物体不可能在没有身体现况资料的情况下，来管理生活和维持恒定平衡。

情绪的其中一个功能是反映当下的情境，并促使人产生行动来应对或改变现状，而长期有负面情绪的人，表明他们并未采取适当的行动，因而让负面情绪持续留存于自己身上，长时间下来对精神及身体的损耗相当大。

若一个人久久无法摆脱有情绪、有压力的状况，也会影响自我的认知与信念。其潜在的意义，象征我无法处理这样的情况或我对这样的情况无能为力。这时，自信心将会下降，也可能衍生出绝望、偏颇、厌世等消极情绪。

可以说，负面情绪影响的不仅仅是心情本身，长久处于负面情绪之中，影响的层面会扩及神经系统、内分泌系统、心血管循环系统及大脑认知与行为。因此，对有身心问题的人来说，情绪是不能忽视的一环，对疗愈成效的进展也影响重大。

难以发现的内在伤痛

在前面的讲述中，我们已经提到过心理、情绪等内在层面如何与身体层面交互影响，甚至有的时候，内在层面才是造成健康问题的主因。然而，内在层面的状态无法像皮肤或身体器官，可以通过肉眼或专门设备来检查，就算我们能由脑电图（Electroencephalogram）等来观测大脑皮质的活动与功能，但还是无法利用这些检测的结果全面地判断心理、情绪及认知等内在层面的健康状态。

检查不出问题的身体酸、紧、痛

我们已经知道身体上的某些症状是由内在状态及神经系统引起的，如前面所说的持续性疼痛。身体组织上的伤痛，我们能用眼睛看到愈合与否，这类伤痛通常也不会给人们造成太多的困扰，最让人受困扰的是受伤之后产生的后遗症，如受伤后的持续性下背痛，或是经历过严重天灾人祸后产生的创伤后压力症候群等。前来求助于瑜伽疗愈的患者，通常以这些类别的人居多。

由于内在的感受与状态难以实质化测量，也难以被看见，所以常常让人不知该如何着手处理这些困扰及伤痛。加上我们的文化与教育较少提到对这些层面的照料，使得人们容易忽视或没有养成主动处理内在层面问题的习惯。当这些问题产生时，人们往往还是直觉性地认为是身体层面的问题，或是把这些情形视为只是自己情绪上一时的反应，并不需要积极主动地去处理。

我最常被问的问题之一就是："老师，可不可以教我一些能改善背痛的动作？"人们常以为，只要做某些伸展动作或是肌肉强化动作，就能够完全解决背痛或其他部位疼痛的问题。但是，身体上持续性的疼痛与过去经历、认知、情绪、神经系统运作等内在状态息息相关，甚至可以说，内在状态才是导致持续性疼痛的主因。

各位或身边的朋友可能有类似的经历：由于颈肩或其他部位的长期疼痛而去医院做检查，但是检查后，医生却说你的肌肉、关节、骨骼等组织都没有问题。某些医生或许会开一些止痛药或肌肉松弛剂帮你缓解疼痛，但这只能治标而无法治本，甚至还有药物依赖及成瘾的风险。

身体疼痛、情绪低落，很可能是大脑失控了

若要处理内在问题，我们必须从自我感觉及感受层面做起。背痛是一种感觉，心痛是一种感觉，悲伤是一种感觉，焦躁也是一种感觉。因此，要知道自己是否正在复原的过程中，就必须依赖自己对这些内在感受的察觉。同样地，能够感觉、感受自己，才能开启内在的疗愈之路。

请不要误认为我是在讲述灵性层面的疗愈，当然，灵性层面也与人的整体健康有关。但事实上，感觉的输入直接与神经系统的运作相关联，不管是疼痛（身体症状）或心理疾病（精神症状），都需要从感知自己的部分着手，因为感觉即是决定大脑如何判断自身情况和环境的依据。大脑越能够正确判断当下的状况，就越容易做出可以帮助我们的反应，这对于内在层次的疗愈是相当重要的。

但正如我前面所说，我们的文化教育比较重视外在的层面，以致许多人对个人感觉的觉察能力不足，加上身心的症状也会导致觉察能力的下降，因此执行起来就更加不容易。有时候患者甚至会直接告诉我说"我感觉不到自己"或"我感觉这样做没有什么差别"，但不能因此怪罪自己，这对我们而言本来就不是一件容易的事。有时候感觉的变化是细微的，我们需要的只是更多的练习。

内在状态的改变需要仔细觉察，而觉察能力也需要慢慢去练习，

既然这些东西是看不见的，就要练习用心去感受。这就是为何许多心理治疗、认知行为治疗等治疗取向都会强调"自我感知能力"重要性的原因之一，而这同样也适用于身体损伤的疗愈。内在状态的转变是细微的，有时也是缓慢的，因此必须要有耐心。我必须诚实地告诉大家，许多进入疗愈历程的人们，中途放弃的比率相当高，有些人只维持了一两个疗程，原因在于他们无法感受到明显的改善。

回归前文提到的，首先，这些复原的状况可能很缓慢，其次，这与患者本身的感知能力有关，所以我必须鼓励所有想进行疗愈与正在进行疗愈的人们，包括疗愈师自己，都必须要有更多的耐心，必须更加细心。

我们都希望身心能早日恢复健康，但症状没有消失并不代表没有在复原，有时候我们可以观察症状出现的频率是否有改变，如一周出现几次焦虑的情况，也可以观察症状的强度是否改变，如焦虑的程度是否降低。

身体或内在层面的问题，往往都是日积月累造成的，也可能是郁积了许久，我们才开始正视它，同时各位要了解，这些问题都是错综复杂的。因此，我们需要一步一步地抽丝剥茧，一点一点地尝试与努力，才能逐步改善自己的状况。但请不要因此而气馁，看看因为自己的努力而改善的每一个小部分，虽然情况没有马上全部改善，但我们不是正一天一天地变得更好吗？

从身体的感觉发现情绪创伤

心理及情绪上的伤痛不容易被察觉，我们究竟要如何了解我们的内心世界发生了什么？如果我们没办法在某种程度上知道自己发生了什么，那么很难让自己复原。

无法摆脱过去创伤记忆的大脑

值得庆幸的是，我们的身体、心理及认知层面都是相联结的，如果有一个部分难以捉摸，那么可以从其他层面看出一些端倪。例如，有些人在忙碌的时候，常常意识不到自己的精神已经过度紧绷，但如果我们从身体状况来观察，可以看见绷紧的肩膀，皮肤涨红，汗水直流。这只是一般人将心理状态反映在身体的最基本现象之一，如果是更为严重的内在创伤及失调，将会展现出更多、更明显的身体及认知层面的现象。

前文提到，持续性疼痛患者会出现大脑不正常活动及分泌激素的情况，同样地，内在的创伤也会造成类似的情况。当我们的感官接收到外界的信息后，会汇集在大脑视丘（Thalamus），再传递至杏仁核与过去经历做联结，判断当下的情境是否与生存威胁有关。如果杏仁核判定当时情况是危险的，便会促使身体分泌压力荷尔蒙，以应付危急事件，大脑在这部分的运作是自动且极为快速的。

正常来说，当危险解除后，身体及内分泌应该回复正常水平，这会由大脑的内侧前额叶皮质（Medial prefrontal cortex）进行判断，内侧前额叶皮质的功能在于理性、客观地分析外界的信息。若内侧前额叶皮质判断输入的信息并无危险，便会终止由杏仁核启动的压力反应。如果这个机制失调，人就会经常处于警戒、焦躁等状况，失去理性判断的能力。而内在创伤未被治愈的人，便会有这种大脑运作失调的情况，他们的内侧前额叶皮质活动会大幅下降，因此他们会更难以冷静、理性的方式回应外在世界，时常处于情绪及压力性的反应状态。

由于杏仁核是与过去经历联结进行判断的，所以若是因内在创伤导致的情绪或身心问题，其引发的身体反应也会与过去的经历相似。再者，人的每一次经历都有身体层面参与其中，因此，过去的创伤经历都会在身体上留下印记，不管是身体损伤还是心理层面的创伤都一样。也许大家曾经听说或亲身经历过，有些人在某个瑜伽体位法练习中或其他身心治疗法的肢体动作中不自觉地流下眼泪，可能的原因之一就是这些身体的感知与活动触碰到了过去的创伤经历。

找回感知自己身体的能力

我们在进行瑜伽疗愈时，会引导患者练习感觉自己的身体，其中包括几个原因及目的。

第一，恢复身体的感知能力。

长期受身体病痛或内在创伤经历困扰的人，都会发生身体感知能力下降的情况，或者对某些感觉过度敏感（如疼痛），对其他感觉却缺乏感知能力。

当然，这都与大脑及神经系统的运作失调有关，我们就不在本书中详述这些复杂的问题成因。不过大家必须了解的是，身体的感知能力是联结身体、心理、认知、神经系统及过去经历的关键，也是恢复身心健康的必要条件。

如果一个人没有良好的身体感知能力，代表他无法将正确的信息传递给大脑，也不会知道自己的身体到底发生了什么。人是用感官知觉来与环境互动的，如果缺乏这个部分，大脑将会无所依归，更别说如何恢复健康了。

在我数年来的瑜伽疗愈执业过程中，这一直是个极具挑战也相当不简单的部分，对患者来说更是如此。很多人还没跨过这个阶段就已经放弃了，因为他们感觉不到自己的身体而导致复原状况不佳，挫折、沮丧与他们原有的情绪交织，使他们更容易选择放弃。我鼓励所有正在为身心健康努力的人们，对自己多一点宽容，给自己多一点时间与耐心，只要你肯为自己努力，情况一定会有所好转。

第二，将自己带回当下。

内在伤痛未治愈的人，很容易被过去的经历绑架，许多事及外界的信息都会让他们联结过去的经历，产生种种压力以及惊恐、哀伤等情绪，让人深陷于过去的伤痛之中。

如果能真实地感觉到自己的身体，我们将会知道自己身在何处，也能够更加了解所处环境的实际情况，这将有助于降低神经的紧张程度。研究指出，掌管认知与情绪调节的大脑前扣带回皮层（Anterior Cingulate Cortex）在正念静观时会被激发，眼窝前额叶皮质（Orbitofrontal cortex）的活动也会增加。眼窝前额叶皮质能抑制视丘的活动，而视丘的活动降低则能减少疼痛及不愉悦的感觉。

如果在练习感觉身体的时候发现了身体的一些反应，如肌肉紧绷、呼吸急促等，我们也能及时调整身体状态，练习让呼吸放慢或松开缩紧的肩膀，这都有助于我们了解自己的状态并马上改变行为，把自己从过去的伤痛反应中带回现实世界。这不仅仅能提升自我对身体的感知及掌控能力，让自己远离伤痛，也在认知层面同时产生改变。

第三，让身体层面去影响内在层面。

前文中提到身心会相互影响，如上面所述，当我们感觉、意识到身体的状态并做出改变时，内在的状态也会产生变化。

我们来做个简单的实验：握紧拳头，不要松开，同时观察内在的心情与感受是否会产生变化。一段时间之后，有些人可能会感觉精神开始紧绷起来或者会感受到愤怒、焦虑等情绪。

当双手松开的时候，你是不是感觉身心轻松了许多？这正说明了身体的状态，包括姿势、肌肉张力、呼吸方式等会影响内在的状态与感受。如果我们无法觉察到身体的感觉，那么便无法得知身体现在的状态，这时候要改善身体的病痛及内在的状态也会相对困难。

第四，身体感觉是联结过往经历的桥梁。

大家有没有想过，如果我们从一个人背后轻拍他的肩膀，为什么有些人会吓好大一跳，而有些人则只是平静地回头看？

手触碰到肩膀是一种触觉，但产生的反应却与过往的经历有很大关系。因为被拍肩而吓一大跳的人，可能过去在类似的情境下遭遇过令他感到恐惧的事，因此当有人再次从背后轻拍甚至只是轻触他的肩膀时，大脑便联结过去的那个经历，从而引发强烈的反应。

在瑜伽疗愈的疗程中，我们会借由肢体动作（体位法）让患者仔细觉察身体的感觉，当患者可以在安全的状态下深入感受自己时，有时与过去创伤有关的情绪、画面及身体反应等会逐渐浮现，这时患者有机会重访创伤经历，慢慢拼凑出过去经历的样貌，同时了解自己在这段过往经历中究竟发生了什么，让大脑得以重新处理过去经历造成的创伤，让自己与内在的经历与伤痛交好。

身体感觉在了解自己及治愈伤痛方面扮演着举足轻重的角色，这也是为何瑜伽及其他许多治疗学派如此重视身体感觉的原因。如果缺乏对身体的感知能力，我们将无法立足于生活环境之中，也将无法让自己从伤痛中复原。

提升自信与正向力的积极疗愈

一个人之所以需要疗愈，是因为遇到了身体行动上、心理上或社会关系上的某些问题。长久无法妥善解决的问题及未治愈的病痛，往往会造成情绪上的问题，也会影响自我认知，认为自己无法解决问题而慢慢对自己失去信心。

瑜伽练习对人极大的帮助之一，在于能让人以"合一"的方式来看待自己。人的注意力往往会被困扰自己的事情所吸引而忽视了其他事。例如，一位有长期膝盖疼痛问题的人，可能会因为疼痛造成行动时不适，从而认为自己再也无法爬山及做其他运动，开始自我贬低身体的能力，但除了膝盖的问题之外，他的身体其他部位可能是强健的。

病痛很容易让人忘记自己还有多少优点及健康，借由瑜伽能练习用整体观点来看待自己及万物。膝盖疼痛代表的只是目前膝盖出现了一些需要解决的问题，并不代表整个人是有问题的，它只是我们身体的其中一个部位，并不能代表整个身体，何况我们还有其他层面及擅长的事情，如智慧、专项技能、美好的家庭关系等。

当一个人能以整体观点来看待自己时，自然会发现问题只存在于某个部分或某个时间点，并非占据整个生活与生命历程，从而不会以负面的方式来看待自己，对自己丧失信心，也会对生活抱持较正向的信念。

瑜伽疗愈让人主动想改变

瑜伽疗愈进一步通过智性（智慧）的判断，做出最适合自己的选择，而后开始行动。

跟过去一般医疗及保健所采用的单一指导式方法相比，瑜伽疗愈更重视沟通及全面性观点，通过与疗愈师间的沟通，患者能充分表达自己的看法，疗愈师也能更清楚患者的状态，让患者选择适合自己同时做得到的方式来改善自身的状况。

单一指导式的方法往往忽略了一个人的生活背景，并缺乏整体性的概念。大家应该都听过类似的例子，医生可能会直接告诉一个有心血管疾病的人，以后不准再喝酒及抽烟。当然，如果能完全戒除烟酒，对这个人的帮助的确相当大，但我们可能忽略了改变习惯有多么困难，他必须面对自己及他人给予的压力。尤其在台湾地区常有的应酬文化中，一下子戒烟戒酒并非易事，这些改变需要时间与毅力。

如果一个人能自发地选择改变的方式，那么他会更有动力去落实这些方式，因为这些事情对他来说不至于太难，且由于是出自自己的选择，他会更愿意对自己所做的决定负责。

疗愈不是立即恢复，是前往复原的旅程

在瑜伽疗愈的过程中，如果患者了解也感受到一个动作对他是有帮助的，我们便会问他，你一个礼拜想练几次？你觉得选择什么时间练习对你来说能做得到？让患者借由自我承诺来提高他的内在动机。

当患者能够逐步完成自己选择及设定的目标，就会对自己更有信心，同时也能开始改变自己。

我们必须承认并接受，一开始的改变可能非常缓慢，而且离我们的理想目标有一段不小的距离，但如果能觉察到那些细微的进步，就能更加确信自己所做的事情的确是有帮助的。

很多人灰心或放弃，通常是因为他们发现自己没有完全康复，但我们必须了解，关于身心问题的疗愈并没有所谓的特效药，就算是西医进行的手术或药物治疗，也无法马上根治一种疾病。

如同失眠的问题一样，一开始人们使用安眠药似乎可以马上入睡，但事实上造成失眠的根本问题并没有被解决，一旦停止使用安眠药，失眠很容易再度出现，慢慢地连安眠药的效力也逐渐减弱了。因此，我们不能用全有、全无的态度来看待自己的问题，也不能用这样的态度来看待任何一种疗愈方法。疗愈是一个动态的过程，是一段向理想目标前进的旅程。

若能体会这个道理，虽然一开始的进步很小，但当我们熟能生巧，越来越懂得掌控自己的身体与生活时，就会越来越有信心，并知道如何照料及改变自己，同时了解到很多问题只是一时的，我们的进步将会越来越快，甚至在不知不觉中问题已经完全解决，并拥有比以往更好的生活质量。

当我们能全然了解自己的感觉及感受时，就能做出适当的选择，身心若都能照顾到了，事情的结果便能更贴近我们的期盼，对生活自然也能充满正向的信念与热忱。

求好心切的疼痛者

一位业余马拉松选手长期受骨折复原后疼痛的困扰。明明骨头已经复原，肌肉组织也无异样，为什么旧伤处还是痛？

"感到疼痛，一定是因为我的身体不够强壮，疼痛感才会一直挥之不去，要努力加强锻炼才行！"

许多来求助我的持续性疼痛患者，通常是长期接受传统的中、西医治疗但却不见好转的人。志伟（为保护及尊重个人隐私，本书中所有案例皆以改编及化名方式呈现）是一位身体相当健壮的年轻人，他前来寻求瑜伽疗愈的帮助，是因为左脚踝处已经持续疼痛将近一年之久。

骨骼、肌肉没有问题，却持续疼痛的旧伤

我第一次见到志伟的时候，他拄着拐杖走进教室，身体充满了肌肉线条，看得出来是一位持续运动健身的人。他是一位业余马拉松选手，由于以往的比赛成绩都相当不错，所以梦想是能够成为一名职业马拉松选手。但志伟在一年多前的一次训练中，行经一个下坡路段时，突然感觉左小腿接近脚踝处剧烈疼痛，他跌坐在地上，完全无法行走，送医诊断后发现，他的小腿胫骨发生了疲劳性骨折。

经过几个月的治疗与休息之后，医生判断骨头已经愈合，可以拆掉石膏开始进行复健运动了。志伟起初的复原状况相当不错，但过了几个礼拜之后，骨折处不知为何又开始疼痛，而且有加剧的现象。

经过检查后医生告诉他，他的骨骼并没有任何问题，愈合状况相当良好。但志伟脚踝处的疼痛却没有好转，到后来他必须借助于拐杖才能够行走，到我见到他的时候，已经长达一年之久。期间志伟进行过各种治疗，不管是药物还是其他复健疗法，似乎只能暂时缓解他的疼痛，却无法让他摆脱疼痛。

深呼吸不能放松，反而加剧疼痛

第一次见面，在详细了解情况后，我并没有给予志伟太多的动作练习，我请他以舒适的姿态躺在瑜伽垫上，让身体放松，并引导他进行呼

吸的观察练习。我发现他的呼吸较为短浅、紧绷，当我请他尝试是否能够较放松地呼吸时，他使用了类似深呼吸的方式呼吸。做完呼吸的观察练习后，志伟表示他感觉身体似乎放松了一些，但疼痛感并没有减轻。

很多人都以为深呼吸能让身体及精神放松，但事实上，深呼吸却很容易使我们的交感神经更加活跃，对于疼痛者而言，交感神经系统的活跃反而更容易让他们感受到疼痛，因而持续性疼痛者的交感神经系统其实长期处于过度活跃的状态。

在和志伟说明呼吸与疼痛的重要关联性后，我再次引导他做了一些呼吸调整及身体扫描的练习，在那次练习后，志伟感觉身体比第一次练习时更加放松了，而且疼痛感也大大减轻了。

第二次上课时，志伟告诉我，在第一堂课的练习后，疼痛舒缓的状况大约维持了半个小时之久，这让他感到十分惊异。在此需要和各位说明，这种疼痛感减轻的现象，如同志伟陈述的一样，并不代表从此之后疼痛就可以缓解了，而需要更多的练习来调控大脑及神经系统的状态，才能让疼痛慢慢减少乃至消失。

有一次在课程前的闲谈中，我问志伟，他如何在将近一年无法跑跳及训练的日子里保持如此强健的身体，他说只要一有时间，他就会从事不需要用脚做支撑的运动，例如：伏地挺身、上半身的重量训练等，有时候他感觉脚没有那么痛的时候，就会进行腿部的训练，直到痛得无法忍受为止。他认为一定是因为自己的身体不够强壮，疼痛感才会挥之不去。

在志伟进行瑜伽疗愈的历程里，我能感受到他求好心切及凡事要求尽善尽美的个人特质，或许就是因为他有这样的特质，才能让他在过去拥有那么好的比赛成绩。但是对于疼痛的疗愈来说，过度挑战自己的身体，反而可能会让疼痛无法改善甚至加剧。

如同志伟的医生所说，骨折的小腿骨已经复原了，而周围的组织也没有任何异样，但为何还会如此疼呢？原因在于志伟的大脑依然觉得他的小腿是有受伤风险的，所以只要受到一点刺激，大脑就会释放疼痛的信息来阻止他行动，但志伟却认为他应该做更多强化腿部的训练，尽可能地去忽视疼痛，忍着疼痛进行训练。

在志伟的案例中，那种求好心切的信念可能才是影响疗愈效果的关键，有时候少量及不逼迫自己的行为，反而能大幅改善自身的问题。

认识到自己必须改变想法才是关键

经过几个疗程后，志伟自己也渐渐发现，每当他锻炼自己的双脚时间长一点时，接下来那段时间疼痛感会加剧许多。然而，要改变自己长久以来的信念并不容易，虽然他也越来越明白疼痛疗愈需要注意的事项，但有时候仍会被自己的念头带着走，忍不住又让自己做了太多刺激双脚及神经系统的活动。志伟在某一次的疗程中向我坦承，这是他在整个过程中面临的最大挑战。

后来，志伟慢慢地不再需要一直依靠拐杖行走了，虽然还不能走很远的距离，但至少能在家附近活动。

疼痛的疗愈需要耐心，而瑜伽疗愈正是提供了一种发现及改变自己的方法，不论是从呼吸、身体、神经系统还是个人意识的认知方面，借由从整体上改变自己，来改善自己的病症。我想，或许志伟有一天真的能成为一位职业马拉松选手。

脊椎滑脱的重生者

因为搬重物，竟然造成脊椎滑脱！做了好几年的物理治疗却时不时还会腰痛，令人非常烦恼。

"一想到刚得病时一起身腰部剧痛的经历，就觉得做任何动作都非要小心翼翼不可……说不定我的腰又会因为一个小动作而受伤。"

淑惠是一名多年前被诊断出患有脊椎滑脱症的中年女性，她来寻求帮助的时候，已经做了好几年的物理治疗。

几年前，淑惠在办公室搬了一箱比较重的文件后，开始感到背部不适，原以为只是闪到腰，后来腰部不适的状况一天天加剧，直到有一天早晨起床的时候，发现自己竟然动弹不得，一起身就感觉剧痛，送医院检查后才发现她的第四、第五节腰椎有滑脱的情况。

经过几年的治疗后，淑惠的症状已经有所改善，虽然不会再痛到无法起身及行动，但还是时常感到腰部的疼痛。

困在过往的受伤经历中

第一次见面时，我观察到淑惠坐着的时候有些驼背，谈话时感觉神情有些紧张。我让她利用瑜伽砖及瑜伽枕等辅具，找到一个背部有支撑且能让她感到较为舒适、放松的坐姿，并引导她做一些身体的感觉扫描及呼吸练习，让她能对身体及环境较为安心，同时尝试放松自己的身心。

在评估过程中，我发现淑惠非常害怕移动腰部，每个动作她都非常小心地进行，而能够移动的范围也相当小。据她表示，只要稍不注意，腰部就会感到不适，所以平时她做每一个动作时，都会很小心不让腰部有太大的动作。

淑惠说，要不是她从医院得知我在进行有关脊椎病变的瑜伽疗愈指导，她根本不敢尝试任何瑜伽课程或运动，但是她真的很想改善这个问题。

把注意力转移到观察身体的感觉上

通过几次课程，我发现淑惠的身体缺乏力量与弹性，或许和她不敢活动身体有关。练习的过程中，她也时常带着担忧的语气问，我们要练习的这个动作会不会让她受伤？她现在的状况会不会负荷不了？

我能理解长期的腰部疼痛让淑惠对自己的身体缺乏信心，也害怕再次受到伤害。我告诉她，尝试在每一次练习中仔细观察身体的感觉，同时缓慢、渐进地练习即可，如果觉得不安全，随时可以停止，让她尝试从过度注意担忧的状态（害怕做某个动作导致旧伤复发）转移到对身体感觉的观察上。

有一次淑惠告诉我，原来她只要多留意身体的感觉，其实她能活动的范围比想象中大许多，都不知道以前到底在紧张什么！说完，连她自己也笑了出来。

很多时候，我们会对自己过度缺乏信心，不管是身体还是能力，其实身体的生命力非常强，就算是受过伤的身体，肌肉也并非像我们想象中虚弱，过度的担心及保护，有时反而可能造成不良的后果。

很多人认为受过伤或有病变的部位应该多给予保护，并尽可能不让那些部位受力。但事实上，我们必须适度地锻炼及调整它们，从身体训练的原则来看，适度的超负荷练习才能增强体质，让身体恢复应有的功能，甚至在心理层面也一样。当然，初期必须在专业人员的协助下进行，才能确保训练过程的安全。

从负面的过往经历中解脱

经过大约七八个月的一对一瑜伽疗愈课程后，我发现淑惠对练习时需要注意的事项越来越上手，她知道何时可以多挑战自己一点，何时需要休息或停止，也能够辨别什么是肌肉用力的感觉，什么是脊椎受到压迫的感觉，于是我便建议淑惠转入团体的瑜伽疗愈课程。她与团体课其他成员的经历，可以帮助到彼此。同时，他们也能够互相提供社会及人际方面的支持，这对于有病痛或处于人生低谷的人来说，是非常有帮助的。

经过几个月的团体课程后，淑惠在一次课后分享中告诉大家，她回想从卧床不能起身的时刻到过去的几个月中，从没想到有一天能像现在一样，能够再次自由活动和运动。现在的她几乎不会感觉到腰部的不适与疼痛了，虽然她还有某些感觉存在于腰部，但那并不是不舒服，反而像是一种提醒，提醒她要好好善待自己的身体。我也从淑惠的眼神中，看到了属于她的自信与光彩，现在的她与当初截然不同。

后来，经过我与淑惠的讨论及评估，我们都认为她已经不需要继续参加这种类别的瑜伽疗愈课程，她也认为自己可以开始尝试其他类型的运动课程。

现在，淑惠偶尔还会来参加我的一般性瑜伽课程，与没有病痛的人们一起练习瑜伽。我看得出来她把自己照顾得相当好，也很乐于与大家分享她的经验与生活，身为瑜伽疗愈师，这正是我最希望看见的。

瑜伽疗愈不仅改善了淑惠身体上的病痛，也改变了她的生活与她整个人，使她成为一个更乐观且充满活力的人，这正是瑜伽疗愈带给人们完整的、全面的复原和改变。

渴望平静的癌症患者

病痛和化疗的煎熬让她身体极度虚弱；担心体力不支，几乎不再出门，也拒绝朋友的关心和探视……这场病，已经让她心力交瘁。

"无论做什么事情，我都会忍不住想到我的病，想到现在病情虽然短暂控制住了，但会不会突然有一天就恶化了？"

秀美是一名由心理师转介过来的癌症第三期病友，她向心理师表示，希望能够做一些身体活动，让自己的精神及体力可以好一些。这位心理师恰好是我的朋友，因此便将秀美介绍给我。

初次见面时，我确实能感受到秀美虚弱的身躯及精神，她用衰弱的语调对我诉说着她的状况与遭遇，这几年来身体病痛及化疗，让她对自己与生活几乎绝望。秀美时常感到疲累、恶心反胃、肌肉

无力，与心理师商量后，她决定要为自己做一些事情，而尝试开始
做一些身体活动便是其中一个项目。

被恐惧绑架的情绪

在前几次的课程中，我发现秀美对身体的感知及控制能力都较
弱，但对于这样的情况我并不感到意外，因为这对长期处于身心煎
熬的人来说，是相当常见的现象，而秀美自己也觉察到了这种情况，
因此生气，觉得很懊恼。

在练习过程中我也发现，秀美常常会在课程进行中走神，当我
请她进行一个动作或问她问题时，她会毫无反应地愣在那里，起初
我并没有太在意，因为我知道患者常会有注意力无法集中的情况。
但过了一段时间后，我发觉秀美发生这种情况的频率偏高，且没有
因为上课次数增加而降低。有次我便在课下问她："你现在的感受
是什么？"她则突然流下了眼泪，回答说："我好害怕病情会再恶化。"

原来秀美的心里时常会有类似的担心与恐惧，以至于她经常
处于这样的情绪中，她说那种感觉就好像自己的思想被情绪绑架
了一样。

为了帮助秀美解决这样的问题，在后来的几次课程中，我采用
身心经历探索的方式来协助她审视自己。慢慢地，秀美越来越能感

知到自己的身体，同时也越来越能够与自己的情绪相处，并开始尝试探索情绪背后蕴含的意义，这对深受情绪困扰的人来说，是关系到能否改善问题相当重要的一环。

在一次课程快结束时，我问秀美："对你来说，现在最重要的事情是什么？你最希望获得什么？"她沉默了一段时间后回答："如果我可以像现在一样平静地过完余生，那就是最美好的事情了。"

她这样说的时候，我完全能够感受到她的平静与渴望，于是我请她聆听自己内在的声音，探寻是否有任何她认为可以协助自己、让自己平静的方法。后来秀美告诉我，她决定重新走回人群，找时间去看看她的朋友们。

秀美表示，过去几年时间里，因为病况不适合外出，另一方面，她也拒绝朋友前来探视她，把自己彻底封闭起来，但生活及情绪似乎变得越来越糟。秀美决定重新走入人群，虽然她不知道这样做对让自己保持平静是否有帮助，但这是她现在想要做的。而我也鼓励并支持她去做这样的事情，只有亲自尝试后，才知道一件事会对自己产生什么样的帮助。

把情绪或病症对生活的影响降到最低

持续上完一段时间的课后，我发现秀美分心走神的频率慢慢降低了。有时她会告诉我，上完课后虽然会感觉肌肉有些酸痛，但却能让她感到较有自信，晚上也能睡得比较安稳。同时，她也觉得精神与体力有所进步，让她在生活上不容易疲累，虽然不安情绪依然会时不时出现，但已不会像以往那样占据她的整个心思。

几个月后，秀美告诉我她与家人决定搬离台北，找个地方让自己静养，我鼓励她继续保持我们做过的练习，并好好善待自己。

虽然有时候我们无法治愈身体上的某些病症，但我们能想办法把这些病症对我们产生的影响降到最低，包括情绪、意识、精神等层面，我们依然能够让自己好好地活下去，这就是瑜伽疗愈的最终目的。如果能够改善所有病症，当然是一件好事，但如果无法改变其中某些部分，至少还有其他很多部分可以改变，还是能让自己的生活质量有所提高，以更好的方式在这个世界上行走。

对生活失去热情的工作者

从某段时间开始，生活中的一切都变成了例行公事，没有特别的感觉，感受不到自己情绪的起伏。

"我找不到自己喜欢的事情，和朋友出去玩也不觉得很开心，生命中没有让我能投入或感兴趣、有热情的部分。"

有一天，我在某家瑜伽会馆教完一堂团体课程后，在更衣室碰到一名刚刚参与课程的学员——家豪。

在闲聊的过程中，家豪突然问我："老师，为什么你好像总是对生活充满热情？"我反问他："为何你会有这样的疑惑？"家豪觉得自己好像找不到对生活的任何热情，只是日复一日的工作，即使他也会参与朋友间的社交及休闲活动，但似乎也没有什么特别的感受，只像是工作之外的例行公事。他对那些事情并不热衷，也不会因为参加了那些活动而感到愉悦。

惯性抽离情绪，丧失对生活的热情

聊天过程中，我与家豪分享了我的经验，也谈论了一些关于瑜伽疗愈的观点，后来家豪告诉我，他想试试瑜伽疗愈，看看是否能让自己重新找回对生活的热情。

对于家豪，我采用了生命经验探索的瑜伽疗愈方式，让他从自己的身体感受逐步探索他的生命经历，期望能协助他去发现造成现在生活状况的原因与改善途径。

从前几次的上课过程中，我发现家豪对自己身体的感觉相当不清晰，同时也无法清楚表达自身的感受，他能感受到某些感觉及反应在身体某部位发生，但却无法确定地说出那是酸、紧还是痛（这仅是其中一个例子，当然，人的感觉不只有这些）。家豪在尝试述说自己的感觉时，话语大多是简短的，而且诉说的方式让我感觉较像是一个旁观者，而不像在讲述自己的经验，似乎不带任何的个人情感在其中。

在工作场合的经历延伸到私人生活中

在后来的课程中，家豪逐渐能用较多的文字描述自己的状态，但他依旧是以一种非常平静且旁观的语调在诉说。令我印象非常深刻的一次是我请家豪停留在一个打开胸口的动作中，同时请他将手放在自己的胸口上，当我询问他当时的感觉时，他突然问我："我可不可以说一件不太相干的事情？"我告诉他，任何时候他想表达什么都是没有问题的。

接着家豪告诉我，他觉得人在上班环境中好虚伪，我鼓励他再多说一些。他说很多时候明明大家都有自己的想法，但为了减少麻烦，都会选择一种不会造成纷争的方式去接受或顺从上司的指示。

接着我问家豪："那你是怎么应对这种情况的呢？"他回答说："我当然也是这样啊！一定要装作若无其事的样子，尽量少说话。"我又问他："当你告诉我这些事情时，现在你身体上的感觉是什么？"家豪停顿了一下后告诉我，他感觉到心跳很快，但同时在尝试稳定呼吸，想让自己保持冷静。

在后续的探索与对话中，我发现原来家豪的上司是一位威严的长者，当他进入公司时，同事们都告诉他，在这个公司生存的最好方式就是唯命是从，不要表达太多自己的意见，也尽量避免在公司里出现情绪性的反应。

因此，家豪也让自己尽量在工作场合中表现出平静的样子，对任何事情也刻意不去表达意见，除了"好""可以""没问题"等简短的回应词之外，几乎不多说别的。久而久之，家豪好像也习惯了这样的生活方式，隐藏自己的情绪，将自己抽离出来，不多谈论什么，就连跟朋友相处的时候也是这样。

在某次课程结束之前，我请家豪思考，是否有任何事情是他觉得对自己有帮助的，家豪觉得必须去找他的上司谈谈，因为有一件事他真的觉得不太恰当，如果依照目前的方式继续做下去，很可能会让他自己与公司陷入很大的麻烦之中。

过了一段时间后，家豪在上课前告诉我，在和上司谈论之后，他发现其实上司并不是无法沟通的人，只是他的威严很容易令人却步。家豪的上司也很感谢他发现了这个严重的问题，并鼓励家豪以后如果有任何见解可以立即向他汇报。

渐渐地，我感受到家豪越来越能够与我谈论及描述自己的感觉，对身体的感知能力也越来越好，最重要的是，我也越来越能感受到家豪的情绪表达。有时在瑜伽会馆看见家豪时，我发现他与其他学员的互动方式也有别于以往，我看见他有了更多的笑容，也会与大家讨论、计划某些活动。

社会、人际、自我，所有层面都会交互影响

在最后一次的瑜伽疗愈课程中，我请家豪回顾这些日子以来的

历程，并提议我们可以暂时结束这样的课程，也询问了他的意见与感觉。家豪告诉我，他现在找到了几件他特别热衷的事情，他也很享受做那些事情的过程。在公司中，他不再总是把自己抽离于自身的想法与感受之外，他觉得自己不再像行尸走肉一般过着没有情感及热情的生活。他认为自己似乎知道该如何开心地生活了，所以他尝试暂时结束课程，看看自己是否能好好地生活。

我们常常会疏忽某种习惯的养成可能会影响到其他层面，如同家豪一样，在工作环境中的自我抽离让自己不知不觉中，也从其他的生活情境中抽离了。

外在的冷静表现使得自己习惯于忽视及压抑内在的感受，到头来让自己对生活失去了热情。如果一个人失去了身体感知及表达感受的能力，那么他也将失去让自己好好生活的能力。

身陷婚姻危机的抑郁者

一对夫妻的关系因丈夫外遇即将走向终点。律师的建议和丈夫不愿意离婚的强硬态度，让她不知所措，心累不已。

"我知道应该采取律师的建议才最有利，但是我不知道这是不是自己真正想要的。还有，我发现自己从未真正了解过我的丈夫……"

雅婷说，一开始她来找我的时候其实是抱着姑且一试的心态，但同时她也渴求有人能从心底了解并帮助她。当时因为丈夫外遇，雅婷正在打离婚官司，但是因为某些原因，她的丈夫却又不同意离婚。

在官司诉讼期间，雅婷搬回娘家与母亲同住，但她认为丈夫始终在暗中监视她，以作为官司诉讼的证据与筹码。在巨大的身心压力之下，她开始失眠且经常怀疑身边的人可能就是丈夫的眼线，从而陷入极度紧张及抑郁的情绪之中，并出现头痛、胃痛等身体不适的症状。就医后，雅婷被诊断出患有中度抑郁症，随后开始接受心理治疗。

生活中的困境直接反应在身体的疼痛紧绷上

雅婷表示，在接受心理治疗的过程中，虽然有人能够倾听她的心声，但心理师经常在治疗过程中问她，如果事情的发展并非如她所期望的，她要如何应对。

对于心理师这样的问题，雅婷觉得很心烦，因为她真的不知道该怎么办才好，而且似乎对她目前的身心状况并无多大帮助。她在网络上看到我写的文章，觉得好像触碰到她心中的某些部分，于是来寻求我的帮助，想要尝试一下是否能帮助她排解那些挥之不去的恐惧与念头。

第一次上课时，雅婷所有的身体反应几乎都联结到她目前遭遇的困境上。例如，她觉得肩膀前侧的伸张感觉就像是她的心被撕裂一样；腿部的紧绷感觉就像是她的丈夫不愿让她离开，自己好像哪里都去不了。可见雅婷当前的遭遇对她现在的身心和生活造成了很大的困扰，但好在她对自己身体的感受还保有相当的觉知能力，这对瑜伽疗愈过程的进展而言，是相当重要的一环。

针对雅婷的情况，我尽可能地让她专注于自己当下的身体感受，并对当下的状态实时做一些调整。例如，有时她会感到呼吸急促，我会请她尝试为自己做一些呼吸的调整，这样做除了能改善她当时的不适外，还能让她逐渐了解她是有能力为自己做一些改变的。

由于雅婷的身体感受与她目前的生活状态联结性非常强，所以在练习的过程中我着重于让她针对当前状况做一些选择，做一些她认为对自己有帮助的小事，而不是去设想该如何应对尚未发生的事。对一个人而言，如何改善自己目前的状况可能远比设想未来的状况重要得多，对未来过多的设想反而会徒增一个人的担忧及焦虑感。

起初，雅婷在为自己当前状况做出选择时感到困难，况且她正处于极大压力下及失序的生活之中，婚姻也濒临破裂。对法律一窍不通的她，一向听从律师的指示，做一些律师认为对她有帮助的事情，即使她在做那些事情时感到痛苦，她还是硬着头皮去做。

但是，一个人如果忽略了自己的感觉与心中的真实感受去生活，即使能为自己达成某些目标，也无法使自己快乐并维持健康的身心生活下去。

"做出选择"的想法就是一种改善

随着官司与课程的进行，雅婷不断发现自己内心与现实的冲突，同时也越来越能触及她内心深处的惶恐与感受。她其实并不想用那些诉讼上的手段去伤害她的丈夫，但却又惶恐如果不这样做，她还能怎么办！

在一次上课的过程中，雅婷在一个动作中放声大哭。她哭着诉说好想告诉丈夫这段时间她的真实感受，因为从他们的婚姻发生问题至今，除了在法庭上的答辩之外，雅婷已经将近一年没有跟她的丈夫坐下来好好说过话了。

我鼓励雅婷去做这件事，因为这是从她的身心感受中自然浮现的意念，可能会对她的情况改善有很大帮助。我问雅婷想何时找丈夫谈，她迟疑了，看起来有些犹豫不决。但我能够理解，这是一件需要多大勇气的事情。后来雅婷选择当下不对这件事做出决定，我全然接纳她的选择，因为我知道，有些事情的发生是需要一些时间的。

接下来的时间，因为我与雅婷恰巧各有一些个人的行程安排，所以有将近两个月没有进行瑜伽疗愈的课程。在我们预定恢复课程的当天，雅婷准时走进我的工作室，但她告诉我，她今天不想进行课程，她觉得需要告诉我一些事情。

原来，雅婷在有了想找丈夫吐露心声的想法之后，挣扎了一两个礼拜，最后还是鼓起勇气，约他见面。虽然那次的谈话没有产生任何结论，但雅婷感觉事后自己消除了许多担忧与猜疑，同时她也听到了丈夫的个人想法及感受，雅婷也惊觉其中的某些部分是她在多年的婚姻中从来没有了解与倾听过的。

一周前，雅婷的丈夫打电话给她，表示愿意签离婚协议书，最终他们平和地结束了多年的婚姻关系，并带着对彼此的祝福离开。

在向我诉说的过程中，雅婷哭着表达她的懊悔和对这段婚姻的不舍，她懊悔自己过去没有好好了解及倾听对方，也对这样的离别感到痛心和不舍。我告诉她，人生永远都要为自己做出下一个选择，依照自己的内心感受做出对未来的适当选择就能够减少懊悔，并往自己的心之所向前进。结束有时反而是另一种全新的开始，对自己或彼此都如此。

课程接近尾声，我告诉雅婷，如果她认为有需要，我们随时可以再约时间进行下一次课程。但我想，雅婷可能需要一段时间好好地平复自己，经历过这一切的她一定已经身心俱疲。自那次见面之后，雅婷不再与我联系，我也没有再见过她，不过我相信她会比以前过得更好，也会把自己与他人照顾得更好，我由衷地祝福她！

极度恐惧的创伤经历者

那场夺走好友性命的车祸，无时无刻不在脑中重复播放，带她回到那个有巨大声响的碰撞时刻，不断复制那一瞬间的恐惧和无助。

"最初在练习一般瑜伽的时候，我的确感觉很有帮助，但是后来我常常是身体在做动作，心思却又回到当年的车祸现场。"

认识怡君是在几年前，当时我们在一次瑜伽的研习课程中相遇，但并没有太多的交谈，我只依稀记得她是一名神情看起来略带紧张的瑜伽练习者。

有一天，怡君突然发信息给我。她听说我近期在从事瑜伽疗愈的相关工作，希望能跟我聊一聊。见面当天，我发现怡君看起来比我印象中憔悴许多。

无法感受到当下的自己

怡君告诉我，她其实已经患有创伤后压力症候群好几年，在我认识她的时候，就已经有一些症状产生了，后来情况变得越来越糟，创伤的画面一再出现在她的脑海中。尤其是她闭上眼睛时，情况格外严重，这导致她无法好好睡觉。

现在，情况已经严重到连她曾经认为很有帮助的瑜伽练习也几乎不起作用。怡君在练习时，感觉自己只是跟着老师的口令做出一个个动作，实际上没有什么特别的感觉，而且思绪很容易飘走，创伤的画面及感受乘虚而入。

原来，怡君几年前曾经遭遇过一场严重的车祸，她的伤势并不严重，但与她同行的友人却不幸丧生了。怡君到现在还能清晰地感受到当时车子遭受猛烈撞击的惊吓感，友人丧生时的惨状也历历在目。她经常会因为一些碰撞声而受到惊吓，却又对大多数的事物无感，当她脑海浮现车祸的画面时，又会陷入极度的悲伤之中。

怡君认为瑜伽是她熟悉的方法，而且过去也确实从瑜伽练习中获得许多帮助，所以想了解瑜伽疗愈是否对她有帮助，同时也希望能重拾以往练习瑜伽时的喜悦与平静感。交谈之后，怡君同意接受瑜伽疗愈的课程，我随即安排了第一次的课程时间。

不断重播过往伤痛的大脑

在起初的课程中，我发现怡君能做出许多看似相当标准又优美的动作，但当我问她当下的感受时，她却说自己的感觉是空洞的。在瑜伽疗愈的过程中，当我尝试询问怡君的状态时，她并没有马上回应，直到回过神来才告诉我，她的思绪又离开了当下的身体，这样的情况时常发生。

我也发现怡君的确相当容易受到惊吓。因此，每次请她移动身体或需要触碰辅助她的时候，我必须很谨慎，确认她处于较为安心的状态。对于像怡君这样遭受过去创伤困扰的人来说，安全感的建立是相当重要的，因为他们很容易陷入过去的创伤经历之中，即使在看似安全的环境中，他们依然会极度惶恐，因为他们的大脑当下联结的是过去的创伤经历，而非现实环境中的状况。

我们在这种现实与过去的创伤经历间拉扯的过程中，共同努力了相当长的一段时间，我必须更加频繁地提醒怡君留意当下的状态与感受，让她可以对自己的身体与当时的环境有更多的觉察，同时这也是在协助怡君活化大脑中负责认知与情绪调节的前扣带回皮质，让她可以逐渐摆脱创伤经历对现今生活的影响。

过了一段时间后，怡君已经能在课程当中感到比较安心，同时对身体感觉的空洞与麻木也有了改善。在一次上课过程中，我让怡君停留在一个将身体蜷起来的动作上。当时她的身体开始颤抖，在我请她描述当时的感受时，她告诉我，她感觉身体相当紧绷，几乎无法呼吸并感到很伤心。我问她，我是否能够做些什么来支持她当下的感受。

怡君告诉我，她不想面对伤心、几乎无法呼吸的感受。于是，我让她停止做那个动作。

这样的情况在疗愈过程中相当常见，让患者面对使他反应强烈的感受或经历需要极大的勇气，而我们必须允许患者做出这样的选择，并给他足够的支持，毕竟疗愈之路是一段进程，并不是一种问题出现就能立即解决如此简单。当患者准备好的时候，自然能够且愿意面对那些令他却步的经历。

找到和创伤经历共处的应对方式

在上课的这段时间里，我看到了怡君的改变，而她也意识到了自己的改变，她感到惊吓及惶恐的频率降低了，当创伤经历来袭的时候，她能够为自己做一些调整，也能较快地将自己从创伤经历拉回到现实中，而非持续陷在哀伤与惊恐中。

怡君对身体感觉的感知能力正在逐渐恢复，睡眠质量也有所改善。虽然目前怡君跟痊愈的目标还有些差距，但她的确越来越能掌握自己的生活与情绪，也越来越清楚过去经历与现实生活是可以做出某些分离的。怡君也明白，她必须好好处理影响自己很大的创伤经历，同时必须对友人的离去做到宽心与放手，这样她才能好好地继续生活下去。

经历对我们的影响很大，但我们必须能够辨别哪些对我们有帮助，哪些需要妥善处理并让它逝去。瑜伽要我们练习的是，如何为自己找到"真实"，当生活被当下非真实的心念及事情干扰时，我们将无法以恰当的反应在现实中生活而让身心产生困顿。

工作至上的生活失衡者

工作繁忙的高管，爱好运动、体格强健，却被失眠和查不出原因的下背疼痛所困扰。

"我的大脑中全是公事，在这个职位上，一点小事都不得疏忽。我知道自己应该放松，但总是放不下。"

文雄是一位上市公司的高管，之所以与他有所接触，是因为文雄的公司为了保证每一位高管的健康，每个星期会为这些高管们安排一堂私人健身课程及瑜伽课程，而我正是文雄的私人瑜伽课程指导者。

或许因为文雄曾在国外生活多年，他保持规律健身及运动习惯已有数十年的时间了，但瑜伽则是因为公司有了这样的安排，他才开始接触。

原因不明、突如其来的身体疼痛

起初，文雄认为瑜伽类似他平常所做的伸展运动，但当他开始上课后才发现，他的肌肉虽然很有力量，却无法在瑜伽的动作中保持稳定及平衡，同时关节的活动及对它的控制能力也没有自己想象中的好。

虽然文雄在练习的过程中有时会感到费力，但每次练习过后，他的身体及精神却得到前所未有的放松。因此，他开始对瑜伽产生了好奇与兴趣。

后来，文雄告诉我，他有长期的睡眠障碍，不管多晚睡觉，每天大约凌晨四点就会醒来，严重的时候甚至凌晨三点就会醒来，之后就再也无法入睡。

我问他，当他醒来之后是否会做些什么事情，是继续躺在床上尝试入睡还是起床去做其他的事情。文雄告诉我，他睡不着后就开始处理或规划工作上的事情，因为公司有很多事情需要靠他去做决策及计划，他认为这是他的责任。

从言谈之中，我能感觉到文雄非常热爱他的工作，对于自己付出的一切，也都视为理所当然。另外，文雄还有下背痛的问题，疼痛经常会莫名地出现，他完全找不到确切原因，也无法防备。

长期处于备战状态、无法休息的神经系统

我进一步询问文雄，他平常的生活作息大致是如何安排的。文雄的生活安排很简单，平常的上班日，凌晨醒来接着工作，吃完早餐后，他会比其他员工早到公司，七点钟就开始上班；中午，文雄会花一个小时的时间在公司的健身房运动，然后继续工作到晚上七点；回家吃饭、洗漱后，会阅读与工作相关的书籍及刊物，然后睡觉。休息日若没有特别的家庭活动，他一样会整天在家工作，跟平日的生活其实没什么两样，唯一的差别只是工作地点从公司改成家中而已。

文雄很热爱他的工作，时常放心不下公司的事情。他常常在上课的前后，跟我提到工作方面的情况与担忧，而且在睡觉时也经常梦见与工作相关的事情。针对文雄的情况，我建议他改以瑜伽疗愈课程取代原本进行的瑜伽课程。经过文雄同意之后，我们便正式开始进入瑜伽疗愈的程序。

文雄的呼吸相当短浅，他虽然有着强壮的肌肉，但他的肌肉摸起来坚硬如石，缺乏了肌肉应有的弹性及柔软。起初，我以呼吸的觉知与调节作为介入的第一步，期盼能改善文雄的呼吸模式，并调节他一直处于战斗及警戒状态的神经系统。

在前几次的呼吸练习中，文雄几乎都因为身体与精神随着呼吸练习放松而睡着。对他而言，能够睡着并非坏事，因为平时他晚上

的睡眠相当缺乏，但既然他能够借由呼吸练习来帮助身心放松与睡眠，我便建议他能在睡觉前或凌晨醒来时进行呼吸练习，而非利用白天来补充他晚上不足的睡眠时间。

真正的恐惧常常隐藏在深处

练习了两个月左右，有一天，文雄告诉我，他觉得他的睡眠状况稍有改善，但是下背痛的问题依旧没有改善。我想文雄的下背痛可能是在传递某些信息，而非全然是身体组织方面的状况导致。因此，我决定以身体张力调整与身体感受探索两种方式并行，希望能帮助文雄发掘一些线索，让他可以进一步找到自我疗愈的方式。

在某次疗愈过程中，文雄对他的背部有很深的感受。他告诉我，当他在一个动作中尝试让下背放松时，他感觉到下背部产生剧烈的疼痛，我尝试让他停留在发生初始疼痛的那个位置（非剧烈疼痛的位置），并引导他去觉察当时的感觉及状态。

文雄告诉我，那种疼痛的感觉像是在告诉他不能松懈下来一样，同时他在当时感到恐惧，但那种恐惧并不像是害怕疼痛会加剧，而更像是担心失去某种重要的东西而产生的情绪。

在课程最后进行经验整合时，文雄认为刚才那个疼痛的经验是他印象特别深刻的。我请他闭上眼睛，再次检视那个经验并询问他，这个经验究竟与他的生活有什么重要的关联。

文雄沉默了好一段时间，我鼓励他去倾听内心自然浮现的声音，而非用大脑去思考。后来，文雄告诉我，他很爱他的家人，所以希望能让家人过好的生活，他热爱这份工作，就像深爱着他的家人一样，而且把这份工作做好，也能给家人衣食无忧的生活，若是没有这份工作，他就无法给家人充足的经济。我接着问文雄，什么是你生命中最重要的，他脱口而出："家人！"

疗愈的重点是"让自己发现问题"

当他这样说出口的同时，我也看到他出现了惊吓的表情，我问他发生了什么事情，文雄这才回过神来告诉我，他一直以来都知道自己最在乎的是家人，但在刚刚的过程中他才惊觉，他把所有对家人的爱都转化成对工作的付出，却没有花多少时间陪伴家人。

在那次课程后，文雄开始尝试调整自己工作与陪伴家人的时间。由于文雄是一个执行力极佳的人，所以这样的调整对他而言，并没有给他造成太多困扰。在后续的课程中，文雄告诉我，他的背痛及失眠也在逐渐改善。

有时候，我们很难知道究竟是什么让我们产生身体或心理的问题，但失去与自己的重要人之间的联结，往往很容易产生一些问题。

此外，当我们将生活的重心过度放在某些事物上时，也很容易导致生活的失衡，从而衍生出许多问题。

很多问题其实并不难解决，困难的是如何"让自己看见"，也就是我们在本书中常提到的觉知。经由觉知，我们才能看见真正的自我，明了自己究竟发生了什么事情，也才能找到真正能够帮助自己的方法。

自卑的完美主义者

穿着打扮无可挑剔，做任何事情都在九十分以上，但她不满足于此，并非自谦，而是她追求一切都要完美。

"我花了很多时间来维持完美，但是这些都不是真的，我好累，好想不要这么努力，但又觉得不完美的自己好差劲。"

如涵是我先前任职的某瑜伽会馆会员，年约三十岁，谈吐优雅，外形姣好。我对如涵的印象是，她总会穿着知名品牌的瑜伽服饰前来会馆练习，并把自己打扮得光鲜亮丽，看起来像是一位有气质、有品位的时尚名媛；在课堂中的练习，她也总是能将动作做得相当到位，对于瑜伽体位的练习，表现出相当积极的态度。

在一次课程中，我看见她在最后大休息的时候，眼角流下了泪水。

下课后我问她，今天上课的状况如何，她微笑着告诉我"很好"。过了一段日子后的某一天，如涵主动前来询问我关于瑜伽疗愈的课程，她觉得我是一位可以让她感到安心的老师，而且常常听到我在分享有关瑜伽疗愈的故事，她觉得或许瑜伽疗愈的课程可以对她的某些状态有所帮助。于是，我与如涵就此展开了瑜伽疗愈的历程。

无法完美控制的情绪反应

原来如涵出身豪门，从小就开始接受许多礼仪教养，在耳濡目染之下，她成为一位仪态优雅、谈吐合宜的名媛。

当我询问如涵，是否想从瑜伽疗愈中改善什么时，她只告诉我，她觉得自己不太快乐，但她说不上来是因为什么。我便告诉她，没有关系，我们可以在过程中一起慢慢探索。

在起初的课程中，如涵常常在过程中询问我，她的体位动作是否标准。当我询问她当下的感觉时，她常常回答：感觉身体是稳定且延展的，身心是安定及美好的。

从身体的素质及表现来看，如涵的确展现了良好的身体控制能力，但似乎还有许多隐藏在背后的感受并未完整浮现。因此，我决定改以被动式的方法进行，让如涵减少对身体控制及表现的注意力，更专注于其他感觉的探索。

　　一开始如涵还是会问我，她停留在体位法中的位置是否得当，我鼓励她尝试用身体去感受，去觉察当下身体正在发生的事情与感觉，在这种状态下并没有什么好或不好的位置。

　　慢慢地，如涵能够开始诉说一些关于自己身体上的感觉。有一次上完课她告诉我，她觉得这样的上课方式远比她以往在课堂上练习时，感到更多自在、安心及完整性。

　　患者在过程中能感受到自在与安心，在疗愈的历程中是相当重要的，如此一来，患者才会愿意敞开心扉，无所顾忌地展现自己的原貌，并说出自己真正的感受。我想接下来的日子对如涵而言，将会是她人生中一段相当不同的旅程。

　　在后来的一次课程中，我让如涵停留在鱼式（Matsyāsana），那是一个将身体正面敞开的体位。我询问她当下是否感觉到什么，如涵告诉我："我感觉可以打开胸口，但是感到胸口里有些纠结。"我继续问她："那些纠结感觉像是什么？"如涵回答："嗯……像是被破旧绷带缠绕住的东西，我看不到它是什么。"我问道："看到这个被破旧绷带缠绕的东西，你感觉如何？"

　　这时候我看见如涵的表情发生了变化，像在挣扎或对抗些什么。如涵后来告诉我："我觉得自己过得好不自由，我觉得自己好差劲。"顿时，如涵情绪溃堤、痛哭了起来。在她的情绪稍微平复后，她为自己方才的表现感到羞愧，但我告诉她："在这里你可以全然地做你自己，同时我也很敬佩你能把自己的情绪及感受展现出来。"这时，如涵才感到安心了一些。

接受自己的不完美，也是一种修复

后来，我们针对如涵刚才的经历做了一些探索。原来如涵自小就受到高标准的要求，父母希望她事事都能做得尽善尽美。因此，她常常受到父母的责备与苛求，认为她表现不够好，我猜想这可能是造就如涵总是想要追求完美的原因之一。

一直以来，虽然在表面上展现得是如此近乎完美，但她却从来不觉得自己是最好的，反而认为自己是差劲、不好的。那次的课程，我请如涵回顾当天的经历，从自己的内心去决定一件她想要做的事情。我还记得如涵告诉我，她想褪去她平常穿着的那些高雅、华丽服饰，换上轻便的衣服，赤着脚在草地上走走。

在后续的过程中，如涵逐渐意识到，每件事、每个人都不会是完美的，那些所谓的完美其实都是他人强加在自己身上的，而自己存在的价值并不需要依据那些外在的评判来界定。

我能够感觉到如涵越来越快乐，也对自己有越来越多的容许，生活也变得更加有弹性了。或许，对如涵来说，要完全扭转以往看待自己的方式与生活习惯并没有如此容易，但我想她现在已经了解了什么是对她真正重要的，以及什么是她不需要拿来框架自己的，接下来她需要做的便是在生活中不断地练习与调整。

就像是瑜伽的练习一样，如果她能够"看见"自己的状态、念头与感受，她便能在一次次的练习之中，为自己做适当的调整。我相信如涵会对自己越来越有自信，也会过得更加快乐。

第 \ 三 \ 章

从瑜伽哲学延伸出的疗愈观点

古典瑜伽哲学的疗愈理念

在古典的瑜伽哲学中，最广为人们所知悉的，可能就是所谓的"瑜伽八支"，又被称为瑜伽的八部功法。瑜伽的哲学理念其实便蕴含了提升身心整体健康的疗愈观点。以下我会从这些古典的观点中，尝试为大家说明如何将之延伸至瑜伽疗愈的实际应用上，并作为进行瑜伽疗愈时参考的依据。

持戒：人所必须具备的自律能力

瑜伽八支的第一个部分是"持戒"（Yama），指的是不伤害、不欺骗、不偷窃、不纵欲、不贪婪等戒律，也可解释为一个人必须要有自律的能力，如果没有这些自律的能力，人将很难达到身心完整的健康。

从字面上看来，我相信大家应该很容易理解"持戒"对健康的重要性，如果一个人以伤害自己或他人、放纵各类的欲望等方式生活，一定会对其健康产生不良的影响。

对于疗愈而言，持戒也非常重要，有些人在身心出现状况或受到困扰时，会因为急于恢复健康而过度冒进，例如太急于锻炼身体的某些部位，从而产生了更多不必要的伤害，这便是违背了不伤害、不贪婪的原则；也有一些人会刻意忽略及否认自己的症状，譬如一个人某个部位有疼痛的现象，但他可能会告诉自己"其实没那么痛"，或是不把疼痛当作一回事，如此的忽略与否认也可能会对身体造成更大的伤害，这便是违背了不欺骗的原则。

同样地，为了恢复身心健康，有时候我们必须改变自己的生活习惯。比如大家所熟知的心血管疾病，心脏病、高血压等，患者必须改变自己抽烟、喝酒的习惯与其他的不恰当生活方式。当我们遇到这些状况时，我们能遵循医疗人员的建议，去遵守某些改善健康的原则，理性地去克制自己的欲望，这也可称之为持戒。

精进：知足与为达正向目标的努力

"精进"（Niyama）则是瑜伽八支的第二个层面，包括洁净、知足、苦行、读颂、祈求自在神等内涵。在古典的瑜伽哲学中，精进代表着一个人必须净化身体、心灵及环境等，同时也要懂得知足，为净化身心而修炼与努力，研读经典以了解真理，并学习安住、臣服于造物主。

从精进的观点延伸至瑜伽疗愈的应用，我们可以将这些内涵解读为，如果我们希望能恢复身心健康，就必须去除会对健康造成不良影响的动作模式、习惯、心念、情绪等，这就需要我们不断地练习，这个过程有时候会是有挑战的，我们也可能会遭遇困难，感到痛苦，这点便与苦行的概念相似；同时，我们也需要去吸收正确的保健知识，而不是依据道听途说或以旁门左道的方式去对待自己的身体。

在疗愈的过程里，要想在短期内就完全改善自己的问题很难，但只要我们认真地去对待自己并练习，其实就能很容易感受到情况的改善，譬如：身体轻松了一点、疼痛减缓了一点等。

如果我们能够满足于这些努力所取得的成果，便会不容易感到灰心与挫折，持续一点一滴地练习和累积，到最后便能产生很大的效果。此外，在疗愈的过程中，对万事万物会相互影响、会有循环更替有所了解，也很重要。有时候我们会遭遇健康或生活的低潮，但这不代表一切就会从此一蹶不振，我们应该正向地去看待，相信只要自己付出努力去改变，情况就会有好转的时刻。

在改善身心状况的历程中，我们需要练习一些技巧来帮助自己恢复健康，不管是对呼吸模式的调整，或是对身体部分的锻炼，我们都要不断地练习与精进，才能熟能生巧，妥善应用这些技巧，并在必要的时刻，帮助自己渡过难关，达到疗愈的效果。

体位法：锻炼、调节身体，找回内外联结

瑜伽修习的第三个部分是最广为人知的"体位法"（Asana），它的古典含意是指舒适地坐着，或是采取舒适及稳定的姿势，但在现今的瑜伽练习之中，体位法通常意指各式各样的动作练习方法。

从身心疗愈的观点来看，锻炼身体与调节身体确实有其必要性，因为人乃是由身体来感知世界及探索世界的，在前面我们也曾提过，许多病症会导致身体出现感觉能力下降以及张力不均的问题，这些问题有时是由于肌肉力量不足及肌肉力量不平衡所致。因此，身体的活动及调整对身心健康的改善与提升非常重要，但千万不要在做体位法的练习时，过于强调肌肉力量的锻炼及伸展，因为体位法是以静态停留的动作练习居多，除了身体上的稳定肌群之外，其实我们更需要的是动态的活动，而且相较于其他的身体锻炼运动，体位法练习并非提升肌肉力量的最佳方式。

不过，进行静态停留及缓慢的动作练习，能给我们充分的时间去练习感受身体，这对于我们提升身体觉察能力是一个很好的方式，同时我们也能更细致地去观察及调整动作的模式，以及调节身体的张力。对于有身心病痛的人们来说，这是相当有价值和极其重要的，重新找回身体、呼吸、神经系统与内在的联结，这是其能否恢复健康生活的关键一环。

呼吸法：恢复神经系统的能量平衡

第四个瑜伽练习功法是"生命能量控制法"（Pranayama），又称为"呼吸法"，指通过对呼吸的练习来进行生命能量的控制与调节。古典的瑜伽观点中，认为人有不同的能量系统，类似中国传统的"阴阳"或"气"的概念，瑜伽修行者认为能量的平衡对于人的身心健康是有所助益的。

对于身心受到困扰的人们来说，他们的神经系统通常处于高度紧张的状态，即交感神经过度活跃，副交感神经启动不足，而呼吸也常是短浅、不顺畅的。目前已有许多研究显示，不良的呼吸会导致各类的健康问题；同时，健康状态不佳也会影响一个人呼吸的模式。

因此，当我们试图从病痛中恢复时，建立良好的呼吸模式对我们是相当有帮助的，它不仅能够调节我们的神经系统，也会对我们身体张力的调整有所帮助，而不良的呼吸模式则会使我们身体的某些肌肉过度紧绷。能够让自己平缓、轻松和较深入完整地呼吸，这在原则上已经能对我们的身心产生良好的影响，如果使用得当，对其他身体方面的练习及身心疗法也会有加分效果。

但必须提醒大家的是，在瑜伽众多的呼吸调节方法中，并没有一种呼吸调节方式是适用于任何状况下的，人类的身体与神经系统相当复杂、且难以预测，因此还是需要自己依据呼吸练习时的感受来判断当时采用的呼吸调节方式是否对自己有助益，或是造成了更多不舒服的反应。

收摄：稳定心情、加强对现况的判断力

瑜伽八支的第五个层次是"感官的收摄"（Pratyahara），可被解释为"不让心念与感官随着外界的环境而起舞"。

长期承受压力及病痛的人们，有时可能会对与他们的情况相关的事物特别注意，易于出现过度联想和反应的现象，但过度的联想不仅对疗愈没有帮助，还会导致神经系统更加紧张，并可能使人陷入情绪的困扰之中。

在瑜伽疗愈的过程中，必须练习将思绪及感官往内收摄回来，这一方面能够让心神较为稳定，另一方面也能让人明辨环境与自己的状态，避免不必要的情况发生，例如有创伤后压力症候群及持续性疼痛的人们，便很容易因被一些环境的因素激起战与逃的反应，而再度陷入惊恐及疼痛加剧的状况，对他们而言，感官的收摄便显得格外重要。

要让自己不跟随外界事物起舞，前面所提到各个功法的练习，都能对感官收摄有所帮助，同时也有彼此促进的效果。

专注：将心念集中在一处的能力

第六个瑜伽练习的功法称之为"专注"（Dharana），简单来说，就是将意念集中于一处。专注对于身心受到困扰的人们格外重要，但同时也可能是格外困难的，原因就在于长期的身心困扰会导致其大脑有关专注力及学习力的区域活动能力下降，但他们却又需要去学习新的呼吸模式、身体活动与自我照护的技能来改善自身的症状。

所幸的是，不论是前面所说的各种技能，或是专注的能力，都是经由练习可以提升的，只是需要多一点耐心，多花一点时间和心思去练习。同时，就疗愈的观点而言，能让自己专注在好的事物上，对于疗愈的历程也会有所帮助，不但能避免让自己陷入不佳的情绪状态中，也能让自己产生正向的思考与信念。

对良好事物缺乏觉察能力的人们，常会落入认为自己无能为力及无法康复的想法之中，人一旦有了这种想法，康复之路就会变得相当艰辛。培养专注力，不但能让我们更有效率地学习改善身心状况的技巧，同时也能创造正向的信念，这对于疗愈的进展具有关键性的影响。

禅定：帮助身心恢复健康的强力练习

第七个瑜伽功法称之为"禅那"或"禅定"（Dhyana），有人将之解释为"心灵不断朝向目标流动",即称之为禅那。

另一个较普遍的解释则是将禅那视为与"冥想"类似的概念。目前已有非常多的研究证实,冥想是一种能帮助身心恢复健康的强有力方法,它的功效包含:促使人体分泌抑制疼痛的激素、提升脑部的认知与情绪控管能力、增进人的知觉能力、帮助身心放松等。因此,不管从医疗的角度或是瑜伽疗愈的观点,我们都相当鼓励人们能练习冥想,它不仅有改善健康状态的功能,也有预防保健的好处。

知名心理学家卡尔·罗杰斯(Carl R. Rogers)曾经说过:"美好的人生,是一个过程,而不是一种状态;它是一个方向,而不是终点。"我们也能将禅那延伸解释为,疗愈的过程是一个动态的进程,如果我们能将健康身心及美好生活视为疗愈的最终目标,时时提醒并检视自己,改变会阻碍我们朝健康身心前进的事物、行为与信念,强化能促进健康的知识与技能,我们将能在时时刻刻疗愈自己,同时创造更美好、更有质量的生活。

三摩地:无论何时何地,都让自己更好的能力

"三摩地"(Samadhi)乃是瑜伽八支中的最后一个层次,一般会将它解释为天人合一的境界。因此,它比较像是一个目标,而非指一种方法。

若套用于瑜伽疗愈上，我们可以将它视为是健康身心的恢复，但也可更广义地将三摩地诠释为：如果我们可以在每一种环境、情况之下，全然地了解当下环境与自己的状态，并去接受这样的情况，进而在当下选择合适的应对与处理方式，我们就将能以帮助自己最多、伤害自己最少的方式来面对每一种情境。

而这也正是瑜伽疗愈的终极目标，我们不会在病痛之中伤害自己，而是在病痛之中，时时刻刻照料好自己并改善状况，培养自己正面的信念，健全身体与心理层面能力，拓展良好的社群关系，往美好的人生迈进。

瑜伽疗愈的八大步骤

上一节的内容，说明了瑜伽疗愈的相关概念及理论基础，以及瑜伽哲学延伸至瑜伽疗愈中的八支心法，接下来要说明的是瑜伽疗愈的练习步骤与方法。这些方法不仅适用于个人的练习，同样也是瑜伽疗愈师在引导瑜伽疗愈课程的重要原则与依据。

体现：用身体的反应找出真实

在瑜伽疗愈的过程中，不倾向于使用单纯"晤谈式"的方法，或是让患者自行去思考及归结出造成他困扰的原因与因应方法，因为我们的思绪常常因为接收过多种信息，以及他人的看法与建议而被混淆，以至于无法贴切地反映自己真正的状态。

曾经有许多患者告诉我，他们认为自己有脊椎压迫神经的状况，当我询问他们是否有接受过医生的诊断时，许多人的回答是否定的，他们只是根据网络上的信息，或是经由亲友的经验分享，而认定自己患有脊椎压迫神经的症状。

然而，这样的自我认定，不仅会造成自我的错误认知，也可能会徒增自我的压力、担忧与困扰。因此，在瑜伽疗愈的方法学中，我们会鼓励患者借由一些简易的活动及动作（任何身体活动及动作皆可），让自我的状况从身体中自然浮现。

例如，一个人在某个动作中出现莫名的颤抖，这样的颤抖可能就代表了某些身体、心理或神经方面的状态，或许是生理及神经的问题所导致，也有可能是这样的身体活动唤起了其之前某些未被妥善处理的经历与心路历程，但我会倾向于将这样的身体反应做整合性地看待，它同时代表了一个人可能需要被处理的身体、心理及神经系统状态，这三个部分是互相影响，且无法独立运行的。

我们可以用简单的一段话来解释为何"体现"会如此重要，因为人类的大脑容易被过多的信息所干扰，以至于做出不切合真实状态的判断，但是身体的感觉及反应都是真实的，它确确实实反映着某些正在发生的事件，这是无法被掩饰或欺瞒的。

觉知：明确察觉到自己的反应和感觉

当我们的身体经由活动而产生某些反应及感觉后，下一个重要的步骤便是去觉知这样的身体反应。

前面提到，身体的感觉及反应无法被掩饰或欺瞒，但是我们的觉知能力却有可能受某些因素所影响而下降，我们很多时候并不是没有感觉，而是我们无法"察觉到感觉"。

持续性疼痛和创伤，都会影响一个人的神经系统运作，导致其觉知能力的下降，值得庆幸的是，人的觉知能力及神经系统的运作情况，可以经过某些练习来改善，当我们持续把注意力放在观察与感受自己的身体时，无形中也在提升自我的觉知能力。

当我们能觉知到身体的反应及感觉时，很多时候也会发现，伴随着这些感觉出现的，可能是某些情绪、记忆、画面或念头，于是我们便会了解到自己在当下究竟发生了什么事情，甚至会了解到什么才是对自己真正重要或影响重大的。经由这些"知"，我们才能够在接下来的步骤中，找到更贴近、适合自己的选择。

如果我们无法明确知晓自己的状态，所选择的处理方式就可能会像病急乱投医或是乱枪打鸟一样，无法切合自己的需要。因此，"觉知"在瑜伽疗愈的历程中相当重要，可能会需要花很多时间去练习与培养的。对于许多遭遇身心困境的人们来说，完整地觉知自己是一件相当困难的事情，我也必须鼓励大家，虽然在练习的过程中很容易遭遇挫折，但请不要轻易放弃对觉知的练习，因为觉知与感受自己的能力，是牵涉到我们能否健全地生活在这个世界上的基石。

接受：坦然接受自己的现状

瑜伽疗愈的第三个步骤是接受，意思是指全然地接受自己现在的状态，不带批判性地接纳一切。

对于多数人而言，从觉知到自己状态到接受自己的状态，两者之间往往还有一段很大的差距，能真正完全地接受自己，是一件相当不容易的事情。许多人会用忽视或否认的方式来面对自己的状况，一方面可能是由于自尊心作祟，另一方面则可能是因为这些状况与经验，对自己的冲击非常剧烈，导致人们一下子无法去接受这样的事实。举例来说，对某些人而言，一段失败的婚姻是令人感到羞愧的。

然而，这样的想法容易导致对自我的否定，以及不愿去承认与接受这样的事实，加上婚姻中种种不愉悦的经历，便可能造成对一个人的身心困扰。在疗愈的历程中，若一个人无法坦诚并接受自己的状态，也代表着他还无法正面面对自己的处境，只能采取闪躲或仅是触及边缘的处理方式，这些方式无疑都无法真正处理到问题核心，并全面地改善一个人的状况。

很多时候，接受自己所面临的处境是痛苦的，因为它可能代表一种理想状态的破灭，也可能代表着自己失去了某些东西；但如果我们无法接受，那么我们也无法再往前迈进。

人难以接受自己的状态，还有一个常见的原因，就是过度在意他人与世俗的评论。遭遇了某些事件、患了某些疾病，并不代表我们是不好的，更不代表我们应该感到羞愧，我们只是发生了许多人一样也会遭遇到的事情，而这只是一种际遇，一个经历，并不能代表我们的整个人生。

没有一个人是完美的，我们也无须去追求社会世俗形塑出来的完美假象，只有由衷地接纳自己的每一个样貌与遭遇，我们才能往更适合自己的人生迈进，往身心更健康的生活迈进。

选择：接受并洞察自身状况后做出的决定

当我们能够觉知及接受自己的状态之后，接着便是依据这些我们的所觉所察来进行选择。这里所说的选择，我们也可以称之为因应或行动计划，指的是特定的行动计划，是一种经过对身体、内在及社会状态的洞察后所产生的选择。

我们日常所选择的行动计划，通常是依据过去的经验或是社会期望而产生，例如感到头痛时，很多人可能会选择吞几颗止痛药来缓解头痛，这个因应方式便是经由教导或是受药厂广告影响。但是，这样的方法可能只是暂时缓解头痛的问题，甚至很多临床上的案例显示，止痛药根本无法帮助某些人缓解头痛问题，他们这种吃止痛药的做法便是未经过洞察与接受自身状况所做出的选择。

有时头痛其实是一种结果及一种警惕信号，所反映的正是我们当下的状态，也许我们正处于极度的压力状态下，而这样的压力乃是情境与我们自己的内在想法、情绪、过去经验及所处的社会环境所衍生的，当我们能够洞察自己身体的感觉、内在的状态与外在的环境因素之后，就可能会选择一种截然不同的因应方式，而非选择吃止痛药。

这也再次说明了觉知的重要性，许多人日复一日年复一年地遭受某些病痛，很多时候是因为他们没有做出适合自己状况的选择所致，他们只是一味地去接受某种治疗或服用某些药物，但这些身体病痛很可能是其他层面问题所产生的反应，比如心理因素或社交因素。因此，在瑜伽疗愈的取向中，我们会鼓励人们依据自己当下完整地体验与觉察，进而做出切合当下状态的选择。

洞察所做的选择：先行演练做出的选择

在依据自身状态做出选择之后，我们并不会立即开始行动，而是会再次让自己去洞察这样的选择，我们也可以称之为"再确认"。我们在前面提过，我们所做的选择很容易被过去经历及社会期望所影响，然而，要摆脱过去经历与社会期望的影响并不容易，尤其对于长期遭遇身心困境的人们来说，更是困难重重。

我们很容易被拉入那些身心困境与情绪困扰的漩涡当中，因此在做出选择时，我们经常会处于过去经验与当下体验的拉扯状态中，所做出的选择是否真正切合自己，还需要再一次进行确认。

我们也会在这个阶段进行心理演练，想象自己正在进行所选择的行动，这个演练越真实、具体，就越能帮助自己确认所做的选择是否适合自己，确认自己是否真正能够做到这样的行动，如果连在心里演练中都无法顺利去进行，换在现实的情况下可能也会困难重重。

若有这样的情况发生，便代表我们必须重新进行选择，找到一个既符合自己状况、又能够做到的选择。进行洞察选择的内心演练的另一个好处就是能强化实际行动的动机与成功率，我们依据自身状态做出的选择，通常是不同于以往习惯的方式，对自己非常具有挑战性，它代表着一种"改变"自己的行动，人们通常并不喜欢改变，也很容易因抗拒改变，而出现退缩的行为。

"在心里演练"对大脑的意义，其实接近于实际的行动，当在心中进行的这种演练越趋近于真实，人就越有可能在神经系统中建立一种经验，就像过去真的做过那件事情一样，也能因此减少自己的担忧，同时熟练预估要进行的事情。

自我的真实：看见自己需要改变的现实

在瑜伽疗愈的过程中或要进行疗愈计划时，有一个重点，是要能够辨析真实或实像。在前几个步骤中，都是属于自身的观察与内在行动，相较于实际的行动，不管是在身心感受及压力上都还有着显著的差距。

在即将展开行动前，许多的担忧、恐惧、束缚、过去的经验与各种身心反应，经常会再次强烈来袭，我们很容易被所谓的非理性信念、自我认知所阻碍。因此，能让自己与真实同在是相当重要的一件事，确切地知道何者是妄念，何者又是自己真正需要面对及改变的东西，都将会是影响重大的关键之所在。

在许多前来咨询或接受瑜伽疗愈课程的练习者中，有相当比例的人在瑜伽疗愈的过程中，常常会发生逃避真实的状况，有些人会在过程中告诉自己及疗愈师："其实我没有真的这么严重啦，只是偶尔会不舒服、有压力，并不是真的那么需要去做这些事情。"但这些话背后的真正意义可能是"我害怕去做这些改变"，或者是又落入过往的认知模式。

如果一个人真的不认为自己有迫切的需要，一开始又为何花这么多的时间与金钱来进行瑜伽疗愈课程呢？有时候，像是这样自我安慰的话语，其实只是在闪躲某些必须面对的事情。然而，照见真实不仅仅在进行疗愈行动前是重要的，在前面的几个程序中，个体也需要时时去观察及检视：究竟什么是自己当下真实的状况？什么是自己心中真正觉得重要的？什么又是自己真正需要面对及改变的？我们需要的就是看见这些属于自己的真实，同时让自己坦承、真实地去行动。

让自我真实地实践：鼓起勇气面对改变的冲击

当前述的所有程序都完成之后，接下来便是根据自身的选择开始进行实际行动。很多时候状况没有改善，原因就在于没有去进行切合自己真实状况的改变行动。

当我们在进行这些疗愈或行动计划时，也必须把持住自己原本看见的真实，不要因为某些内在或外在的因素而妥协，贴近真实的改变对一个人是具有冲击性，也可能是痛苦的，不管是实践（行动计划），或是面对实践后所产生的反应，都需要许多勇气。

很多患者告诉我，他们在进行这些行动时，都经历过一段令人感到不适的磨合期，举例来说，一个长期面对婚姻关系冲突的人，当他选择改以聆听取代以往激烈的回应互动方式时，他的伴侣可能会开始怀疑这么不寻常的反应是否别有居心。这个阶段不仅会使对方感到不自然，人本身也会产生许多"不习惯"的感觉，但当改变可以持续，并慢慢成为一种新的习惯时，自己同他人也会建立起另一种有别以往的相处模式。

即使在实践自己所做的选择时，我们会经历到许多的自我冲突、情绪，以及外界与他人不同的反应和看待，但当我们静下心来感受，我们就会发现我们在改变的同时也抚平及弥补了自己以往欠缺的部分。这是一种对自己主动积极的照护，不同于被动接受治疗及服用药物，这是一种从根源及生活形态产生的自我疗愈行为，由真实的自我去采取真实的行动。

让生命继续流动：由改变的结果再次做出选择

当我们开始改变自己的行动，也就开启了疗愈的历程。前面我不断地强调，"固着"是导致人们身陷困境的主因之一，饮食、行为、生活模式的固着不变，致使那些身心的病痛迟迟无法改善。

病痛即代表了一种警示信号，警示我们该改变某些事情，但现代人却以医疗来替代那些我们本身可以改变的事情，以先进的医疗方式来暂时解除病痛，却不去改变原本的生活形态。在这种状态下，我们的身心便是处于一种僵化，甚至是恶化的循环之中；若能开始改变生活中某一部分，不管是一种行为、态度或是人际互动方式，其他的每一个部分也都会开始发生变化，我们的生命及身心状态也将因此从一池死水，开始转变成涓涓不息的河流。

但我必须提醒大家，我们所做的每一个选择，不见得都能产生明显的影响或改善，原因就在于人们很难一开始就能清楚地洞察自己，并做出最适切自己的选择。因此，这将会是、也必须是一个循环的过程。

当实践自身的选择后，我们必须针对结果所给予的感受与反应，再次去觉知、接受，并做出选择去实践。经过一次次的练习，我们将能越来越了解自己，越来越能为自己做出适当的选择，我们也会发现自己身心状态的改变会越来越明显，我们的生活质量也会因此而获得更多的改善。如此，我们便处于循环往复的自我疗愈过程之中，而这不仅适用于遭逢身心困境的人们，也会对世界上每一个人具有深远的意义。

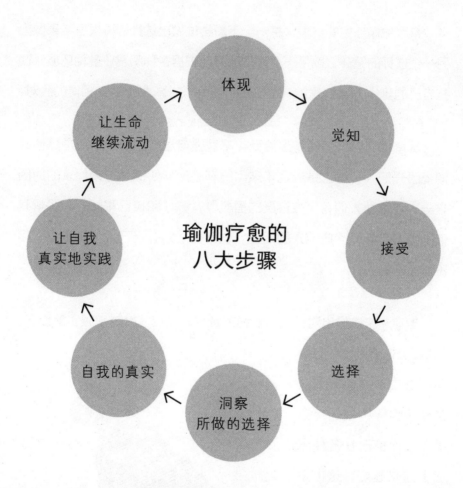

瑜伽疗愈的
八大步骤

体现

觉知

接受

选择

洞察
所做的选择

自我的真实

让自我
真实地实践

让生命
继续流动

〈 疗愈笔记 2 〉

不断做出选择的人生历程

整个瑜伽疗愈的过程，是一个不断尝试做出选择、再根据结果做出另一个选择的循环，也是一个让你随时能根据各种状况、各种环境，调整自己的身体、情绪、思维，做出各种合适的选择、做出各种相得的应对。

从察觉到自身的问题到接受，不勉强自己成为想象中或是其他人期望眼光的人，这也是近几年来阿德勒心理学所倡导并火起来的原因之一，它鼓励人们有"被讨厌的勇气"，并"和自己和解"，了解我们不需要无条件回应他人的期望，也不需要勉强自己成为想象中、但不像自己的人。

当你一次次做出对你而言合适的选择，你也就会越来越了解自己，把自己放在最适合的位置，去应对其他人，以及整个世界构成的社会关系，让自己在各种层面上越来越好，这也是疗愈瑜伽希望带给每个人的目标。

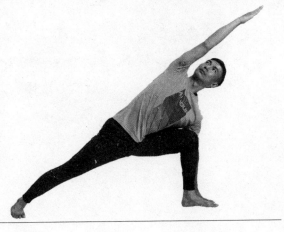

第 \ 四 \ 章

瑜伽疗愈的
自我练习

在了解了瑜伽疗愈的八大步骤之后，我会在这个章节提供一些自我练习的方法给大家。但在此之前，我必须先为大家介绍一个会严重影响疗愈效果的重要概念，大家在理解这个概念后，将能更全面、有效率地进行自我练习。

生物—心理—社会模式（Bio-Psycho-Social Model）为美国罗彻斯特大学（University of Rochester）医学院教授恩格尔（George L. Engel）所提出，此模式认为，一个人的健康会受到生物因素、心理因素及社会因素所影响。因此，如果我们想要恢复健康的生活，也需要由这三个层面共同来处理，而这正与瑜伽所强调的整体健康理念不谋而合，我们可能会因为身体健康而影响心理与人际社会层面的健康，也可能会因为人际社会关系的问题而导致身体与心理的问题。

当一个人遭遇到困境或病痛时，他的这三个层面都会产生变化，我们常常会发现，久病不愈的人们不但会出现抑郁、悲伤等情绪，同时也会出现不想与人互动或外出的现象，所以当我们希望能借由瑜伽疗愈找回健康的身心时，也必须从这三个层面去检视及着手。

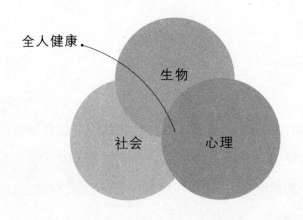

生物—心理—社会模式图

我们可以简单地将身体、神经系统等这些生理的状况归类于生物层面，情绪、认知、行为等状况归类于心理层面，家庭关系、人际互动、社会文化等影响归类于社会层面。

以下我所提供的自我疗愈方法，将涵盖上述三个层面的自我觉察与照护，如果能时常练习，相信大家就会慢慢开启自我的瑜伽疗愈之路。

不论是采取哪一个练习或疗愈方式，首先是建立安全感，唯有让自己先感到安全、安心，我们才有能力去面对及觉知自身的状态或问题。因此，起初大家在练习的时候，可以选择一个自己较能安心，较不会受到干扰的地点，以得到较好的成效。

其次，在某些练习之中，我们必须练习将身心带到所谓的界限（edge），才能较清晰地观察、感受自己，同时也更能诱发出与关键事件有关的状态与感觉，大家可以把"界限"想象成一个人的压力负荷边缘，即如果超出那个界限，个人将无法承受，而产生身体或心理的极度恐慌，亦无法在那个状态多做停留。而疗愈瑜伽的目的，就是让你去面对自己的界限，进一步认清自身的压力来源。

此外，由于每个人的身心状况存在个别差异，因此在身心觉知的动作练习中，请依据自身的状态选择停留的时间，但避免过长时间的停留或在动作中睡着，也需要拿捏适合的力道，避免造成身体损伤。

另外要提醒大家的是，无论哪一种练习，一开始可能都会较难上手或较难感觉到状况的改变，请不要感到灰心，也不要立即下定论，认为这样的练习是没有帮助的。一般而言，神经系统及一些生理状态的改变，至少需维持四到六周，每天不间断地练习，才能感受到。

觉知、调节、统合：从"界限"找到身心问题根源

经过了前面的说明之后，相信各位对于"瑜伽"和"瑜伽疗愈"已经有基本的认识了。以下的练习动作，分别从呼吸、身体和身心三方面，依"觉知、调节、统合"三大类功能进行。

各位可能会发现，这些动作都是瑜伽的各种基本体式，但是依

照瑜伽疗愈的原则和概念，这些动作会带来身心方面的全新感受，而不仅止于呼吸和伸展的放松，或是身体的活动与情绪的纾解。以下是自我练习的作用和诉求，请各位在按照动作示范进行时，不要只是要求自己"把动作做正确"就好，重点在于借由这些动作，观察自己的身心变化，并达到初步的调整、稳定、平衡的作用。

呼吸调节：发现并调整呼吸的快慢频率，维持平顺柔软的呼吸，启动副交感神经，避免身体进入紧张模式。

身心觉知：除了伸展、舒缓效果之外，借由各种体式的姿势，观察自己身体和呼吸是否有紧张的反应及身心的界限在哪里。

身体调节：能立刻感受身体各部位紧绷的程度，调整肌肉张力与平衡，从中发现压力的影响，稳定身体、缓解紧张情绪。

身心统合：身体的全面活动，借由"移动"打破僵化的情绪模式，带动生活与思维的全面改变。

觉察自我呼吸状态

呼吸觉知的练习能让大脑察觉到呼吸的状态，进而产生调节的功能。因为大脑的注意力有选择性及优先级，当我们没有提供足够的信息给大脑，大脑便很可能会忽略了呼吸的状态，而专注在其他的事情上。

当大脑可以得知呼吸的状态时，便能够自动产生一些调节的过程。其次，因为"觉知"是进行改变的第一步，当我们能得知自己呼吸的状况时，就能更清楚该如何去做调节。对于身体不适、生活压力过大，以及遭遇身心困境与病痛的人们来说，呼吸质量通常都是不佳的。

1 四肢放松，面朝上仰卧

找一个安静且能让自己感到放松的地方,确保能舒适地平躺。

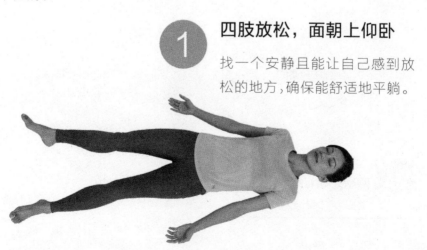

按照平常的频率，自然呼吸

让呼吸保持平时自然的状态，不刻意调控速度或频次。

▲**注意！**

如果下背部不适，可在膝盖下放置枕
头或将毯子垫高，让膝盖保持弯曲。

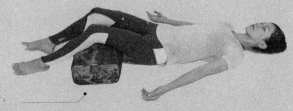

放枕头或垫子，
让膝盖弯曲。

────────── 【 呼吸觉知的重点 】 ──────────

☑ 呼吸时，空气进出鼻子的感觉是什么？

☑ 留意呼吸的长度和速度如何？是较长的或较短的？速度是快
　还是慢？

☑ 吸气与吐气之间，是否有短暂的间隔？吸气结束后，是否马
　上紧接着吐气？

☑ 呼吸时，身体有哪些部位会随着呼吸自然移动？

☑ 能否听得见自己呼吸的声音？

☑ 呼吸的质量如何？是平缓的、顺畅的？还是费力的、短浅的？

☑ 呼吸时，对原先身体感到不适的部位，感觉是否有改变？

进阶练习 熟练之后可延长练习时间，
坐姿、站姿或场地不限。

Janus 老师的小提醒 •

• 　可每天花 3~5 分钟练习，
过程中如不适状况加剧，可随时
终止。

发现并调整呼吸的速度频率，维持平顺柔和的呼吸，
启动副交感神经，避免身体进入紧张模式。

延长、顺畅、柔软呼吸

　　呼吸反映了神经系统的状态，缓慢、平顺并柔软地呼吸能促使神经系统改变，启动副交感神经系统，减少战斗 / 逃跑反应被激发的情况；而不良的呼吸模式会影响身体的功能运作，短浅的呼吸常会伴随紧绷的身体及情绪，并影响核心肌群的启动，导致身体动作方面的问题。因此，不管要改善哪一层面的状态，首要的练习就是学会如何良好地呼吸。

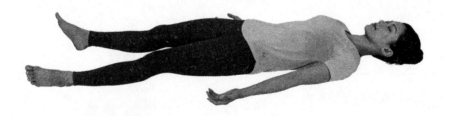

 四肢放松，面朝上仰卧

找一个安静且能让自己感到放松的地方,确保能舒适地平躺。

▲**注意！**

如果下背部不适，可在膝盖下放置枕头或毯子垫高，让膝盖保持弯曲。

131

② 先观察呼吸状态，再练习延长、顺畅、柔软的呼吸

先做呼吸觉知练习，观察呼吸状态；试着放松身体，练习让呼吸延长、平顺、柔软。

▲注意！

过程中需特别留意，让呼吸尽可能柔软。练习轻松、不费力的呼吸，注意不要为了拉长呼吸而刻意用力。

Janus 老师的小提醒

可每天花 5~10 分钟练习，过程中如不适状况加剧，可随时终止。

进阶练习 熟练之后可延长练习时间，坐姿、站姿或场地不限。

放枕头或垫子，让膝盖弯曲。————

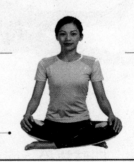

舒缓侧肋 & 腹部紧绷

　　身体不适、生活压力过大，以及处于身心困境与病痛的人们，通常肋骨及腹部周遭的肌肉张力都较大，导致肋骨及横膈膜在呼吸时无法充分且顺畅地移动，而影响呼吸的模式。此练习不仅能改善呼吸的模式，亦能降低肋骨及腹部周遭的肌肉张力，调节神经系统与身体张力。

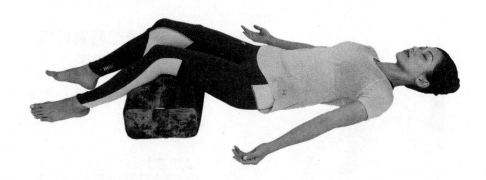

1　**四肢放松，面朝上仰卧**

　　找一个安静且能让自己感到放松的地方,确保能舒适地平躺。

◢注意！

过程中需特别留意，让呼吸尽可能柔和。练习轻松、不费力的呼吸，注意别为了拉长呼吸而刻意用力。

133

② 一手置于侧肋，一手置于上腹部

平顺、轻柔地呼吸，观察胸部、肋骨及腹部是否随着呼吸起伏，同时放松身体，分别将手放在侧肋和上腹。

Janus 老师的小提醒

可每天花 5~10 分钟练习，过程中如不适状况加剧，可随时终止。

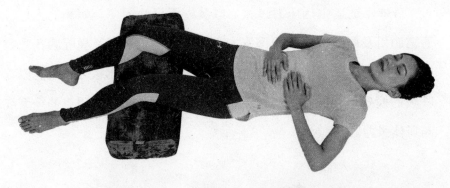

③ 让肋骨与腹部随着呼吸，顺畅地移动与扩张

感受吸气、吐气时，肋骨及腹部的鼓起和下沉。

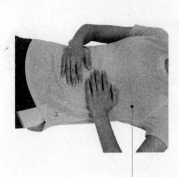

想象把空气吸到侧边肋骨

◢注意！

若无法感觉到肋骨及腹部的移动或移动幅度极小，可想象吸气至侧肋（手掌置放的地方），增加神经信号的输入。

进阶练习 熟练之后可延长练习时间，坐姿、站姿或场地不限。

胸腹部扩张

要产生良好的呼吸，需要保持腹部及上、下肋部位肌肉与软组织的弹性，同时让整个胸腔完整扩张。这一组呼吸调节练习，可以促进我们对这三个部位的觉知能力，并增加组织的弹性，让整个胸廓在呼吸时能完整运作，改善呼吸的模式。

背脊直立延伸，保持放松的坐姿

找一个安静且能感到放松的地方，舒适地坐着，接着进入呼吸觉知的步骤。

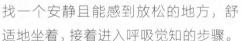

▲注意！

脊椎保持直立，并往上下延伸。

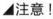

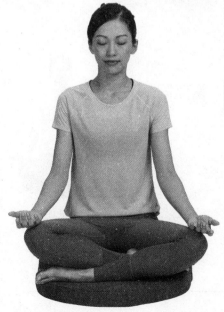

Janus 老师的小提醒 ●

这组胸腹部扩张的呼吸调节练习，因为每个人感觉舒适和有帮助的呼吸方式不同，个体可针对自己当下的状态，选择其中一种方式练习。刚开始可每天花 5 ~ 10 分钟练习，过程中如不适状况加剧，可随时改变练习方式或终止。

【方式 A】

吸气时，想象腹部、下肋、上肋依序扩张，吐气时则反向收缩

感觉吸气时从腹部开始往上扩张，然后反向依上肋、下肋、腹部的顺序慢慢吐气。

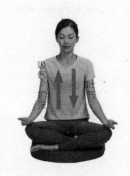

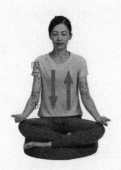

【方式 B】

吸气时，想象上肋、下肋、腹部依序扩张，吐气时则反向收缩

感觉吸气时从上肋开始往下扩张，然后反向依腹部、下肋、上肋的顺序慢慢吐气。

【方式 C】

吸气时，想象上肋、下肋、腹部同时扩张，吐气时也同时吐气

感觉吸气时，上肋、下肋和腹部一起扩张，吐气时，从这三个部位也同时吐出空气。

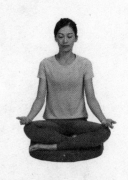

 进阶练习 较为熟练之后，可以延长练习时间，也可以站着练习，并可在任何场所中进行。

左右鼻孔交换呼吸

这组呼吸调节练习能平衡交感神经与副交感神经，让过度兴奋的交感神经得以放松，使身心沉静、稳定下来。同时，根据科学地观察发现，当人们交替专注于右侧及左侧时，通常会有舒缓疼痛的效果。

1 背脊直立延伸，保持放松的坐姿

找一个安静且能感到放松的地方，舒适地坐着，接着进入呼吸觉知的步骤。

2 轻轻按压住右鼻翼，然后吸气

吸气时，轻轻按压住右鼻翼，让空气由左边鼻孔进入。

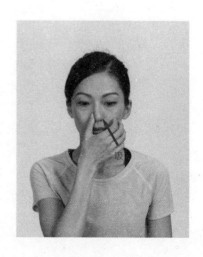

③ 改为按压住左鼻翼，然后呼气

按压住左鼻翼，让空气由右边鼻孔呼出。

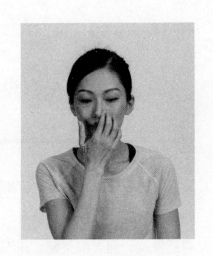

④ 继续按压着左鼻翼，接着吸气；改为压住右鼻翼后，用左边鼻孔呼气

继续按压着左鼻翼，用右边鼻孔吸气；接着改为压住右边鼻翼，用左鼻孔呼气。

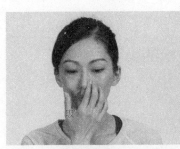

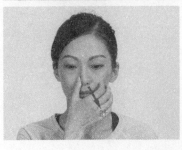

▲注意！

以上动作 1~4 为一次循环。刚开始可让吸气与吐气约以 1：1 的长度进行，每天可花 5 ~ 10 分钟练习。

进阶练习 较为熟练之后，可尝试让吸气与呼气约以 1：2 的长度进行，并可延长练习时间。该练习在任何场合中均可进行。

从脚到头的感觉观察

身体扫描能增进自我的觉察能力，人也能借着这样的练习，激发大脑因长期病痛而运作不良的区域。身体感受能力的提升，也是进入更深层疗愈的敲门砖，能重新让自己看见长期被忽略的部分；同时，也能练习让自己不过度专注于某些特定的感受，以免过度放大某些感觉，而忽略了其他感觉。

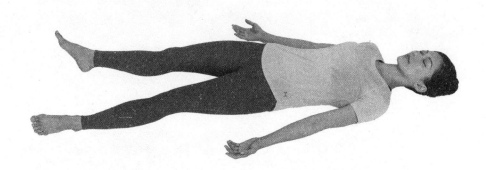

1 **四肢放松，面朝上仰卧**

找一个安静且能让自己感到放松的地方，确保能舒适地平躺。

▲注意！

如果下背部不适，可在膝盖下放置枕头或毯子垫高，让膝盖保持弯曲。

将注意力集中在身体的单一部位，从脚部开始，依序往上到头部

先从脚趾与脚掌开始，观察这些部位有什么感觉，如触觉、温觉、肌肉张力……任何可以感受到的感觉，再依序将注意力往上移，分别觉察各个部位。

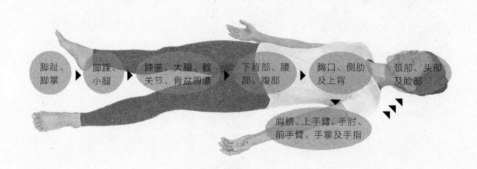

脚趾、脚掌 ▶ 脚踝、小腿 ▶ 膝盖、大腿、髋关节、骨盆周遭 ▶ 下背部、腰部、腹部 ▶ 胸口、侧肋及上背 ▶ 颈部、头部及脸部

肩膀、上手臂、手肘、前手臂、手掌及手指

◢**注意！**

顺序从脚趾和脚掌开始，移向脚踝、小腿、膝盖、大腿、髋关节、骨盆周遭；接着是下背部、腰部、腹部；再观察胸口、侧肋及上背；然后观察肩膀、上手臂、手肘、前手臂、手掌及手指；最后，觉察颈部、头部及脸部。

除了伸展、舒缓效果之外，我们可借由各种体式的姿势，
观察自己身体和呼吸是否有紧张的反应。

跪坐前弯

这组动作除了可作为身心觉知的方式之外，也对背部、臀部、腿部有舒展的帮助。在每一组身心觉知练习完毕后，回想刚刚练习时的经历，询问自己的内心深处，是否对于刚刚的经验和感受，有任何想做的事情（选择），并试着去做（让自我真实地实践）。提醒大家，由于个人感受与许多因素及过去的经验有所关联，请务必以个人的感觉为主要依据。过程中如感到身体或心理的压力超过自己的负荷，或无法在姿势中继续停留，可随时调整姿势或离开动作。

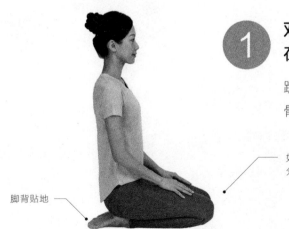

脚背贴地

1 **双膝跪地，臀部坐在脚跟上**

跪地时，膝盖分开约与骨盆同宽。

如感到压迫及不适，膝盖分开的宽度可自由调整

Janus 老师的小提醒 •

如果身体及呼吸出现紧张的反应，可尝试放松身体及呼吸，若无法放松，可在自己认为安全，不适状况没有加剧的情形下，持续观察自己的感觉、内在感受及其他反应。

2 ## 将身体往前弯，接近地板

放松颈、背部，并将身体慢慢往前弯，头部垂放至地板，双手自然往后或往前摆放在地上。

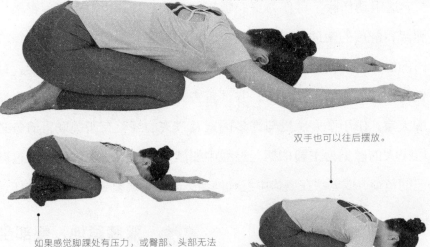

双手也可以往后摆放。

如果感觉脚踝处有压力，或臀部、头部无法轻松放置下来，可使用毯子、瑜伽砖或其他物品辅助。

Janus 老师的小提醒 •

身心觉知练习者在维持动作姿势时，要观察身体及呼吸的状态，留意自己较特别与好奇的感觉，仔细、深入地观察，并留意是否有任何情绪、内在感受、念头或画面的浮现。

做完练习动作后，回想刚刚练习时的经历，询问自己的内心深处，是否对于刚刚的经验和感受，有任何想做的事情，并试着去做。

仰卧腿部延伸

第二个动作，以伸展来说，对腿部后侧、臀部及背部的紧绷有舒缓的效果。由于个人感受与许多因素及过去的经验有所关联，因此也要提醒大家，务必以个人的感觉为主要依据，过程中如感到身体或心理的压力超过自己的负荷，或无法在姿势中继续停留，可随时调整姿势或离开动作。

四肢放松，面朝上仰卧

找一个安静且能让自己感到放松的地方，确保舒适地平躺。

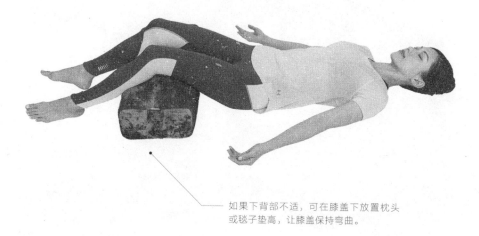

如果下背部不适，可在膝盖下放置枕头或毯子垫高，让膝盖保持弯曲。

抬起右脚，往身体靠近，然后换脚

右脚屈膝抬起后伸直，利用瑜伽带或毛巾的辅助，将腿慢慢往身体靠近。

不用勉强把腿抬高，任何角度都可以。

停留在"界限"，观察身体及呼吸的状态。

右侧练习结束后，可稍做调整，再尝试左腿练习。

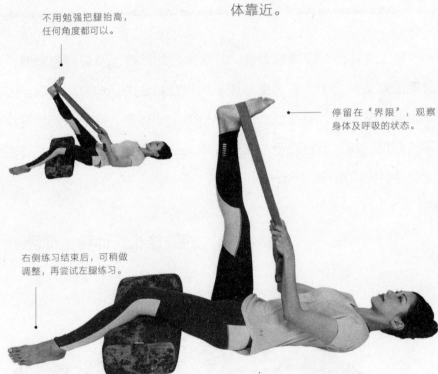

▲注意！

在保持姿势时，同样要记得留意自己较特别及感到好奇的感觉，仔细、深入地观察，并留意是否有任何情绪、内在感受、念头或画面的浮现。

仰卧体侧伸展

第三个身心觉知练习动作对于身体及腿部侧边有伸展的效果。和前面的练习一样，在保持姿势时，个人的感受因人而异，如感到身体或心理的压力超过自己的负荷，无法继续保持姿势，可随时调整姿势或结束动作。

四肢放松，面朝上仰卧

找一个安静且能让自己感到放松的地方，确保能舒适地平躺。

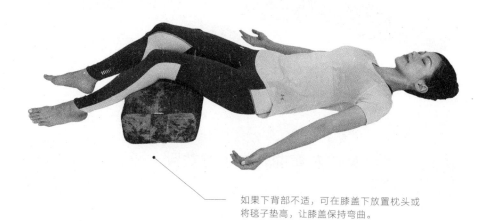

如果下背部不适，可在膝盖下放置枕头或将毯子垫高，让膝盖保持弯曲。

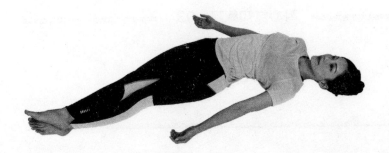

② **双腿往左移动，将双脚脚踝交叉**

将双腿一起往左移动，让右腿外侧感受
适当的"界限"张力，再将右脚踝交叉
放置于左脚踝处，固定右腿。

练习结束后，可稍做调整，
再尝试换另一侧的练习。

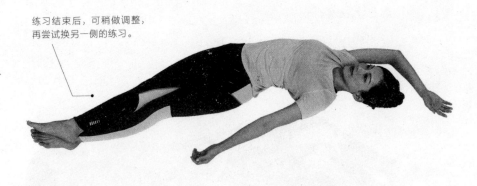

③ **上半身往左弯曲，右手摆放到**
头顶

上半身往左弯曲，身体此时呈现"く"
字形，接着将右手自然地摆超过头顶。

俯卧转体

第四个身心觉知练习动作对于肩膀前侧、胸口及腰部有伸展的效果。有别于前面几个练习动作的跪姿和仰卧姿，这个动作是采取俯卧的姿势。和前面的练习动作一样，在保持姿势时，个人的感受因人而异，如感到身体或心理的压力超过自己的负荷，无法在姿势中继续停留，可随时调整姿势或离开动作。

1 **四肢放松，趴姿俯卧**

找一个安静且能让自己感到放松的地方，确保可以舒适地趴着。

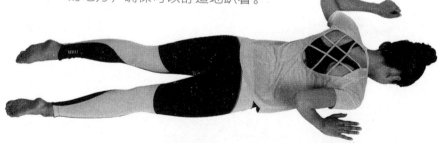

2 **左手弯曲90度，右手扶地准备撑起上半身**

左手肘弯曲，微微握拳，右手在身体右侧，掌心朝下立起手肘。

3 脸转向右边，右手撑起右上半身，右腿从上越过左腿，放在左腿外侧

右手撑在右胸旁的地板上，撑起右上半身，让胸口离地，同时将右腿抬起，放在左腿外侧。

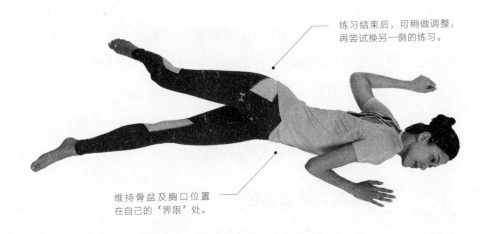

练习结束后，可稍做调整，再尝试换另一侧的练习。

维持骨盆及胸口位置在自己的"界限"处。

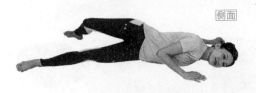

侧面

▲注意！

可将枕头或毛毯置于抬起侧边的身体下方，协助身体支撑。

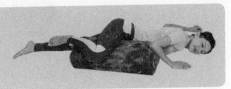

仰卧体前侧开展

最后一个身心觉知练习的动作对于身体前侧、骨盆底部及腿部内侧有舒展的效果，也能放松身体前侧的深层肌筋膜。这几个觉知练习动作，并不是困难的体位，搭配一开始说明的呼吸觉知练习与身体扫描，能帮助你在几个简单的动作中，更快发现自己身体与内心的症结所在。

四肢放松，仰躺在瑜伽枕上

瑜伽枕的位置从后颈到腰部，手心朝上，放松地躺下。

▲**注意！**

如果是用瑜伽砖的话，要放在胸椎下方、上背处，也可用枕头或用厚毛巾卷成圆桶状代替。

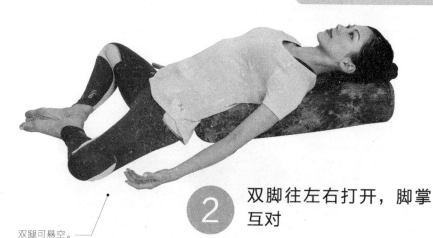

双腿可悬空。

双脚往左右打开，脚掌互对

膝盖弯曲，让双腿往左右两侧打开，左右脚掌互对。

149

▲注意！

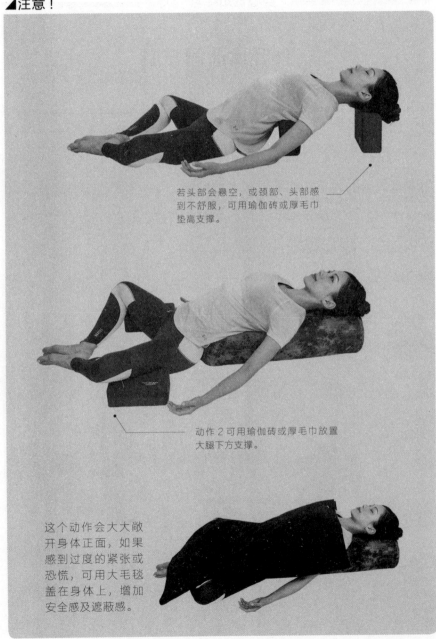

若头部会悬空，或颈部、头部感到不舒服，可用瑜伽砖或厚毛巾垫高支撑。

动作2可用瑜伽砖或厚毛巾放置大腿下方支撑。

这个动作会大大敞开身体正面，如果感到过度的紧张或恐慌，可用大毛毯盖在身体上，增加安全感及遮蔽感。

能立刻感受身体各部位紧绷的程度，调整肌肉张力与平衡，
从中发现压力的影响，稳定身体、缓解紧张情绪。

坐姿上半身扭转

当处于长期身心压力过大的状况时，我们常有身体张力过大（即身体过度紧绷）的现象，调节身体张力能反过来影响神经系统及内在感受，降低神经系统的紧张及紧张的情绪等。非长期身心压力过大者也可能因为身体力量使用不当、身体张力没有适度做调节，或本体觉（与身体位置、姿势变化及身体动作有关的感知力）不佳，而造成身心不适及问题的产生。

身体调节的练习不管是对饱受病魔困扰的人们，还是无特殊病痛的人们而言，都有一定程度的助益。这组练习能提升脊椎扭转的灵活度、促进本体觉及调节身体张力。

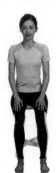

①　坐在椅子上，双手自然放在双膝上

椅子不要太高让脚悬空，或太矮以致弯曲膝盖太多，使脊椎无法轻松延伸。

也可以坐在地上进行，但若骨盆与脊椎难以直立（拱背）、背部感到不适或过度费力，也可坐在瑜伽砖、板凳或椅子上。

2　脊椎延伸往上，身体转向右侧

保持平顺、轻柔的呼吸，感觉脊椎延伸往上，接着身体慢慢转向右侧并停留。

▲**注意！**

> 觉察身体在扭转时各部位的用力程度，并试着将太用力的部位（可能为肩膀、颈部等）力量放轻。

Janus 老师的小提醒

适度的力量既能够维持姿势的稳定性及延展性，同时也能保持呼吸的轻柔与平顺。

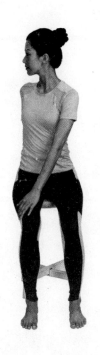

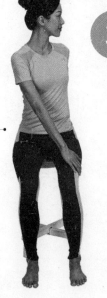

3　维持扭转的动作，回到 1 之后，再转向左侧

维持转向右侧的姿势，几个呼吸之后回到 1，再将身体转向左侧。

在扭转的姿势中，注意身体要与地面保持垂直不歪斜，重心要平均地落在两边的臀部上。

Janus 老师的小提醒

保持时间以个人状况与感受做调整，要让自己有足够时间进行身体觉察及调节。

站姿侧弯

身体调节练习的动作组和身体觉知练习一样，有伸展不同部位的效果，除了同样要觉察身心的感觉之外，还需要感受到身体各部位的用力程度，达到平衡与调节的效果。

这一组练习能提升脊椎侧曲的灵活度、稳定性及本体觉，同时能延展侧边的组织及肌筋膜，调节身体侧面的张力。

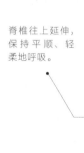

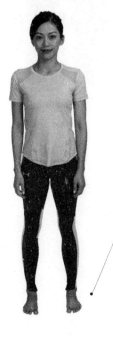

脊椎往上延伸，保持平顺、轻柔地呼吸。

双脚用些许的力量下踩，让骨盆直立不往下垮。

1 站姿，双脚打开与骨盆同宽

保持自然站姿，让重心平均地落在脚尖内、外侧及脚跟上。

② 举起右手，上半身往左侧弯

身体右侧平均地延伸，包含侧腰、侧肋、手臂及颈部。

⚠注意！

保持动作时，留意最可能不自觉中过度用力的部位：肩膀、腰部。

让身体感觉稳定，呼吸平顺。

感觉脊椎侧向弯曲的弧度均匀。

③ 回到1，举起左手，往右侧弯

在动作2中停留并觉察、调节自己的动作，然后换边，改往右侧弯。

可将手叉腰或垂放于身侧。

Janus 老师的小提醒

若手无法举过肩膀，可以自然地扶在腰侧。

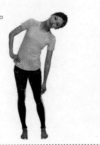

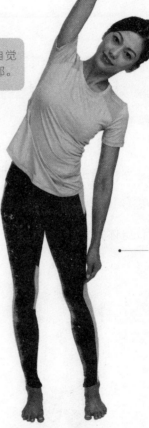

站姿前弯

站姿的动作最容易同时带动到全身的各部位；在做身体调节练习时，用站姿变化出的各种体位式，能最有效地帮助你感受身体部位的力量是否使用得当。

这组练习动作能提升髋关节往前弯曲的灵活度与本体觉，同时改善身体前弯的动作模式，并延展腿部后侧及身体背面的组织与肌筋膜，调节身体背侧的张力。

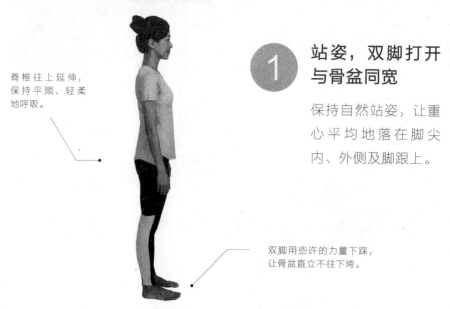

脊椎往上延伸，
保持平顺、轻柔
地呼吸。

① 站姿，双脚打开与骨盆同宽

保持自然站姿，让重心平均地落在脚尖内、外侧及脚跟上。

双脚用些许的力量下踩，
让骨盆直立不往下垮。

155

感觉脊椎延伸拉长，上半身往前弯

在动作前，先让脊椎延伸拉长，再将身体慢慢向前弯。

▲注意！

▲注意！

觉察身体是否保持垂直下压的适当力量，并试着将太用力的部位（可能为上半身、肩膀等）力量放轻。

Janus 老师的小提醒

向前弯时，若发觉上半身距离双腿较远且双手悬空，或是感到下背部有压力及不适，可以增加膝盖弯曲角度，让双手可以轻松地接触地面。

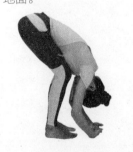

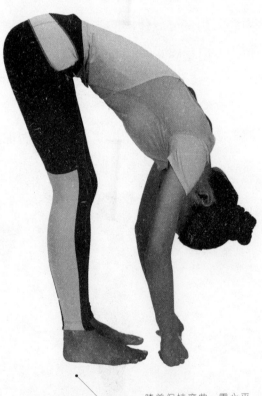

膝盖保持弯曲，重心平均在整个脚掌上。

站姿后仰

调节身体左右两侧和背面之后，身体前侧也不能疏忽。这组练习动作能提升脊椎向后弯曲的灵活度、本体觉，以及身体的控制能力，并能延展身体正面的组织与肌筋膜，有助于保持身体正面与背面的张力平衡。

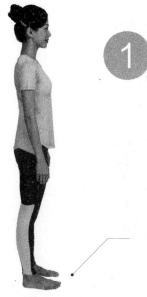

脊椎往上延伸，保持平顺、轻柔地呼吸。

① 站姿，双手叉腰、双脚打开与骨盆同宽

保持自然站姿，让重心平均地落在脚尖内、外侧及脚跟上。

双脚、膝盖微弯，保持下踩的力道。

②　脊椎向上延伸，上半身往后仰

在动作前，先让脊椎向上延伸，再将身体慢慢往后仰。

正面

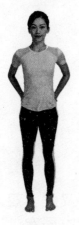

保持脊椎关节
不被挤压，顺
畅地延展。

▲注意！

试着将太用力的部位（可能为颈部、腹部等）力量放轻；将过度弯曲的部位（可能为腰椎、颈椎等）适当调整。

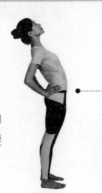

Janus 老师的小提醒

不必要求自己的后仰角度，若感觉腰会痛，或无法平衡，稍微后仰即可。

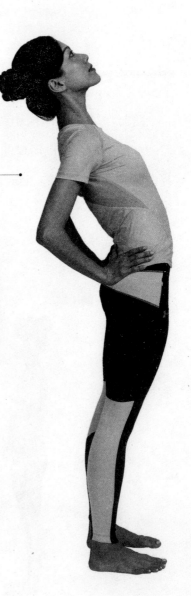

勇士站姿上半身延伸

这组调节身体的练习动作能提升双腿的力量、身体的本体觉与协调控制能力，平衡身体正面与背面的张力。

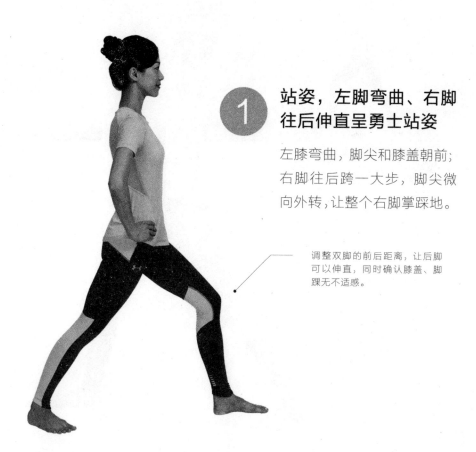

① 站姿，左脚弯曲、右脚往后伸直呈勇士站姿

左膝弯曲，脚尖和膝盖朝前；右脚往后跨一大步，脚尖微向外转,让整个右脚掌踩地。

调整双脚的前后距离，让后脚可以伸直，同时确认膝盖、脚踝无不适感。

脊椎保持直立，双手往上延伸举起

注意脊椎没有向左或右弯曲、向前或向后倾斜。双手高举过头，往上延伸。

▲**注意！**

试着将太用力的部位（可能为腿部、胸口及肩膀等）力量放轻。

正面

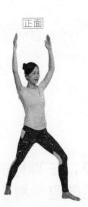

● —— 注意平顺、轻柔地呼吸。

● —— 骨盆朝向正前方，并保持直立。

Janus 老师的小提醒 ●

停留在动作中时，觉察双脚是否能平均施力支撑体重，亦可调整重心的前后位置及前脚、膝盖的弯曲角度，协助自己找到双脚较能平均支撑的位置。

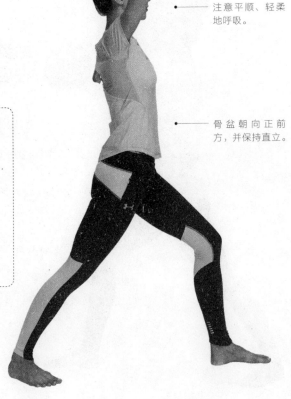

身体的全面活动，借由"移动"打破僵化的情绪模式，
带动生活与思考的全面改变。

站姿左右转体

长期身心受困扰的人们经常会出现身体、思维及生活的僵化与固着的情况，并容易被单一层面的状态所影响和牵制，从而忽略了其他层面的状态与照料。现代社会中，人们也常因为接收过多的外界信息，而对身体及内在的感知力下降，逐渐丧失依循自我身心感受进行照护的能力，并过度依赖外界提供的信息，来选择身心照护的方式。

这组练习可以让全身活动及扭转，释放身心的压力，同时促进个体对自己整体（涵盖身体、呼吸及内在层面）的觉察，并统合各层面的感受，学习及优化自我关照的能力，建立身心的良好联结。

① 站姿，双脚打开平稳站好

将双脚打开，以自己感觉平稳的宽度站立。

② 左右转动身体，同时自然摆动双手

让自己持续左右转动身体、摆动双手，同时觉察身体、呼吸及内在的感受；并依据这些感受，调整身体转动的幅度和速度。

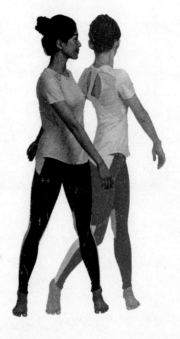

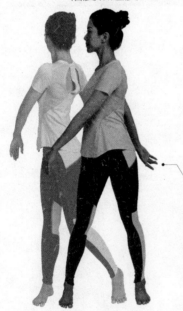

双手及双脚可自由变换各种动作，不需刻意去遵循某些动作的样式，让自己可以感到自在、安心，同时能照顾到身体、呼吸及内在的层面。

◢注意！

进行身心统合的练习时，可以随时改变动作或停止，或改为做其他动作，直到自己想停止。

Janus 老师的小提醒

　　如果对自己的身心状态及感受理解不足，个体很容易会选择到不适合自己或效益不大的练习方式，如此一来，改善的效果自然不佳。此外，能让身体自在地活动是很重要的，除了促进生理方面的健康之外，“移动”也代表着打破僵化的模式。借由身体姿态的改变，也能引发其他层面的变动，进而让生活模式也产生改变，这对于身心健康而言，都是相当重要的。

自体平衡深蹲

这组练习动作借由徒手深蹲的姿势，活动到全身，可增加两腿的肌肉力量，并释放身心的压力，同时促进对自己整体的觉察，提升身体与其他层面的联结，以及动作的协调性。

脊椎往上延伸，保持平顺、轻柔地呼吸。

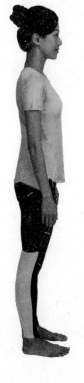

① **站姿，双手双脚打开与骨盆同宽**

保持自然站姿，让重心平均地落在脚尖内、外侧及脚跟上。

② 臀部往后蹲坐，双手往前平举或高举过头

慢慢地让臀部往后呈蹲坐姿，双手可往前平举或高举过头，回到站姿，将双手放下，再重复进行以上动作。

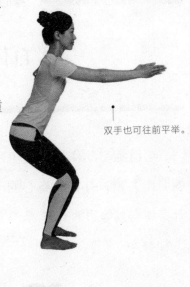

双手也可往前平举。

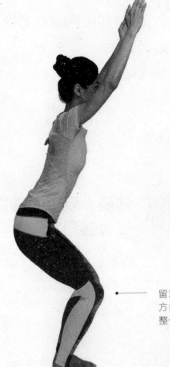

● ——— 留意双脚膝盖保持与脚尖同方向，将重心尽可能平均在整个脚掌上。

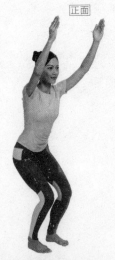

正面

◢注意！

仔细觉察身体、呼吸及内在的感受，尝试依据这些觉知，调整蹲的角度、移动的速度、上半身的倾斜角度以及手的位置。

摆手后仰和前弯

和身心调节练习比较起来，身体统合练习加入了更多身体与四肢的活动（摆动），这是为了要借由"移动"（身体姿态的改变），引发其他层面的变动。这组练习动作可以活动到全身，释放身心的压力，同时能促进对自己的整体觉察，提升身心各层面的联结能力。

脊椎往上延伸，保持平顺、轻柔地呼吸。

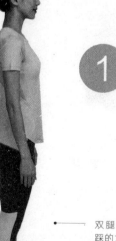

1 站姿，双脚打开，平稳站好

将双脚打开，以自己感觉平稳的宽度站着；让重心平均地落在脚尖内、外侧及脚跟上。

双腿膝盖微弯，保持下踩的力道。

165

② 吸气的同时，双手高举过头

吸气并举高双手，此时背部略往后仰。

③ 呼气，同时将身体向前弯，并左右摆动

呼气时，轻轻地摆动双手，身体往前弯。可稍微停留在前弯的动作，或左右摆动身体，然后再回到动作2，重复以上动作。

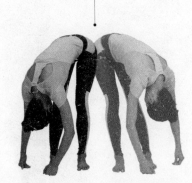

左右摆动身体。

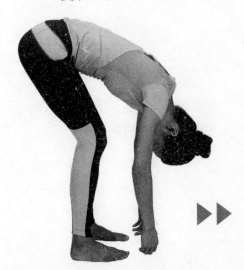

▲注意！

移动的过程中仔细留意身体、呼吸及内在的感受，并依据这些感受，调整身体前、后弯的幅度、移动的速度、呼吸的方式及手脚的位置，让自己可以自在、安稳地移动，同时可以全面照顾到自己的身体、呼吸及内在的层面。

勇士站姿侧倾

这组练习动作能让身体在重心稳定的状况下，进行身体侧向的活动，可提升双腿及身体侧边的肌肉力量，增强身体的稳定度，提高我们对身心的整体觉察及统合能力，促进我们学习调整自我的身心状态与压力。

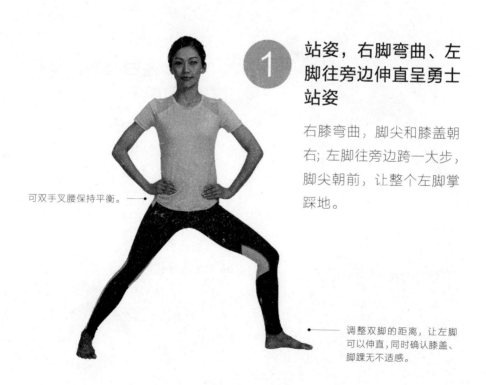

① 站姿，右脚弯曲、左脚往旁边伸直呈勇士站姿

右膝弯曲，脚尖和膝盖朝右；左脚往旁边跨一大步，脚尖朝前，让整个左脚掌踩地。

可双手叉腰保持平衡。

调整双脚的距离，让左脚可以伸直，同时确认膝盖、脚踝无不适感。

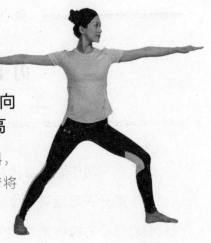

2 头朝向右侧，骨盆也朝向右侧，双手平举与肩同高

注意骨盆没有向前或向后倾斜，脊椎应是挺直往上延伸；接着将双手平举，往左右两侧延伸。

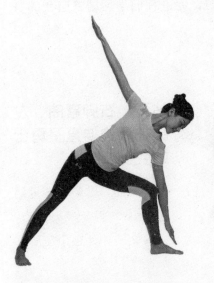

3 身体往右倾倒，再回到动作 2

让身体往右脚方向慢慢侧倾，再慢慢回到直立位置，视线跟着右手指间移动。可重复数次。

◢注意！

做完之后换另一侧。移动的过程中，仔细留意身体、呼吸及内在的感受，并依据这些感受，自由调整身体侧倾的幅度、移动的速度，以及确定自己是否想停留在某位置上。

Janus 老师的小提醒

对于侧倾的角度，可依照自己身体状况进行调整。

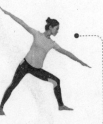

俯卧身体上抬

这个练习动作可让身体及手脚同时活动，不仅能提升身体背部的肌肉力量，还能增加全身与四肢的协调能力，提升我们对身心的整体觉察与统合能力，促进我们学习调整自我的身心状态与压力。

 呈俯卧姿，双手自然摆在身侧

面朝下俯卧于地上，双手掌心向下，摆放身侧。

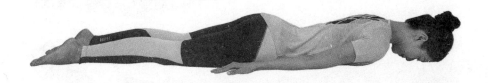

2　上半身与双脚抬起，离开地面

双手稳定身体重心，接着将上半身与双脚抬离地面后，
再慢慢放回地板上，重复以上动作。

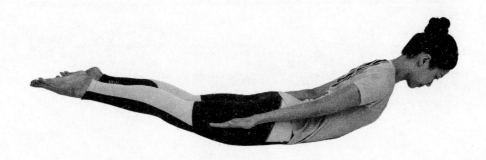

若同时抬起有困难，也可只抬
起上半身或只抬起双脚。

◢注意！

移动时要仔细留意身体、呼吸及
内在的感受，并依据感受调整身
体抬起的高度、移动的速度、双
脚的宽度，确定自己是否想将双
手换到其他位置，以及是否想停
留在某位置上。

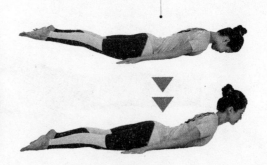

关系静观练习

每个人对于各种事物的看法、应对及互动，决定了彼此之间的关系，同时也对一个人的身心健康与生活质量产生了影响。关系静观可以作为一个重新检视关系及改变关系的方法，借助关系的改变来改善身心健康与生活质量。

透过静观，跳出受限的过往经历

要进行关系静观练习时，需要让自己内在的观察者来进行静观：观察自己的身体感觉、呼吸状态、行为、说话的方式、当下出现的想法、情绪等，我们与某些人或事物的关系陷入僵局，常常是因为我们受到过去的印象与习惯来看待这些人或事物，并对这些人或事物做出回应。如果我们能觉察当下真正发生的事情，并只依据当下真实的事情去做回应时，我们可能会做出与以往完全不同的回应，而不被过去经历所绑架。

　　我在实际运用关系静观练习时也曾有过一段很特别的经历。那时我选择自己当时的住所作为静观的对象，原因是我对当时的住所有一些不好的感觉，似乎不是很喜欢那个空间，也时常出现莫名的烦躁情绪，这便是我与住所原本的关系。

　　当我开始仔细观察自己与住所的状态时，我发现自己对没妥善收拾的衣物及散乱在外的物品特别感到厌烦，这样的情绪反应似乎就是导致我不喜欢那个空间的主因。在经过思索之后，我发现造成这些杂乱情况的原因之一，是自己没有妥善整理空间，其次是我也缺乏足够的收纳空间。因此，我增添了一些收纳箱柜，并时常提醒自己要将衣物做好整理，经过一段时间后，我发现自己对住所的感觉与以往不同了，不再因为待在房子里而感到烦躁，就这样，我逐渐发现自己与住所间的关系改变了，我也能在那个空间里更自在、愉悦地生活。

　　建议大家刚开始练习时，可先选择一个物品或环境做关系静观练习，仔细观察目标对象的特质和自己对于这个对象的反应和感受，当目标对象是一个不会有反应的静物或环境时，会比较容易进行自我与目标对象间的关系观察。等到对这样的技巧较为熟练后，可将目标对象转移至会令自己感到不适或困扰的人际关系及情况上，并试着只针对当下情况选择适当的反应，运用前述瑜伽疗愈的八大步骤来进行选择与回应，而非习惯、反射式的回应。相信大家会慢慢发现，你和这些人或事物的关系是能够改变的，同时也能掌握更多的自主权，让各种情况开始发生转变，并让你们之间的关系和谐起来。

关系静观练习步骤：

（1）先选定一个物品或环境。

包、家中房间（卧室、客厅）、办公桌、车等。

（2）观察目标对象的特质。

包：每次都花很多时间在包里寻找钥匙、手机。

卧室：虽然有衣帽架，但因为衣物太多，常常堆在床上。

办公桌：文具总是散落在桌上，文件塞满数个资料夹。

（3）以内在观察者的角度静观内心想法和感受。

包：想换大包，或是有更多收纳夹层的包。

卧室：觉得这个空间很乱，只能眼不见为净地睡觉。

办公桌：不只星期一，几乎天天都抱着不耐烦的心情上班。

（4）仔细观察引起自己情绪的原因。

包：常找不到东西，是因为包中杂物太多。

卧室：换洗衣物没有及时收进衣柜，都散落在床上。

办公桌：花很多时间找东西，一直打乱工作的心情。

（5）试着做出改变。

包：规定自己除了手机、钱包、钥匙之外，其他物品放入小收纳袋。

卧室：把刚洗好的衣物和穿过一次以上的衣物分两个收纳篮放。

办公桌：用自己喜欢的办公室收纳小物件，增加整理的动力。

⟨ 疗愈笔记 3 ⟩

让人"主动想要改善"的积极疗愈法

瑜伽疗愈并非大众所习惯的"照着做之后，就可以……"的结果，例如"接受某个指示／医嘱，照做之后得到结果"，而是接受瑜伽疗愈师引导，借由瑜伽觉察、统整身心的能力，自己找到最适合的自愈方式。

无论是身体显而易见的疼痛，或是不外显的情绪状况，都在警示我们该改变生活中的某些事情，无论是哪种行为、态度或是人际互动方式，一旦开始有所改变，哪怕只是很微小的一点变动，其他部分也会随之改变。这种改变不一定会马上奏效，然而就算只是很小的一步，你也能确实感受到自己比昨天更好，这就是你正在实现痊愈目标的最佳证明。

第 \ 五 \ 章

瑜伽疗愈的常见问题

我在前面的章节中，虽然已经或多或少提到一些有关大众对于瑜伽疗愈的疑惑，但语焉未详，下面我想再为大家将常见的疑问整理出来，希望能够有助于大家对瑜伽疗愈课程的选择及了解。

Q1.

什么人适合或需要瑜伽疗愈课程？

ANSWER

有长期身心上的病痛，以及想改变现状的人。

　　一般而言，瑜伽疗愈适合于有身心困扰、病痛或有特殊目标的人们，瑜伽疗愈可提供一种整合性的模式，从身、心及社会生活层面去提供引导、自我觉察与改变，所以不管是有身心疾病、社交障碍、婚姻问题、情绪困扰、生活压力管理不良，抑或是专业运动员等，都可从瑜伽疗愈中得到帮助；如果是患有某些较为特殊及重度的疾病，则可能需要经过评估，或有医疗人员同时在场时才适宜进行。

　　另一情况是，倘若一个人长期接受某类型的健康照护方式，但却不见有具体的改善，或许瑜伽疗愈也是可以考虑尝试的方式，因为传统的健康照护模式偏向于单一方面，很容易忽略了其他方面的交互影响。另外，对于一般常见的困扰，但似乎还不到需要就医的情况，或是就医之后却检查不出有生理及心理的问题，如情绪容易起伏、紧张、身体不自觉紧绷等，但却持续困扰一个人的生活，也可以尝试通过瑜伽疗愈来探索、调整自己。

　　此外，因为瑜伽疗愈的方式非常着重于个人细致与全面性关照的练习，对于没有任何特殊困扰的人们来说，也是一种相当适合培养敏感度及提升生活质量的方法。我想人的一生中都会遇到不同的难题，不管难题是大还是小，但如果我们拥有良好的觉察与做出选择的能力，相信都能让难题得到更为妥善的处理。

Q2.

瑜伽疗愈或瑜伽课程中的"觉知",究竟是什么?

ANSWER

察觉并感觉到身心的变化与感受。

　　这可能是我在引导瑜伽疗愈课程中，最常被问到的问题。人类依据不同感官来接受环境中的信息，包含视觉、听觉、触觉、嗅觉、味觉及其他本体感觉等，这些信息的输入让大脑及其他神经系统得以做出判断并反应，信息越多，神经系统越容易做出合乎实际环境的判断及反应。

　　正如前文所提到的，许多人在身心受到创伤后，出现感知能力下降和过度聚焦某些信息的现象，而这样的状况也导致人们无法顺利走出伤痛，一再陷入伤痛的轮回之中。而我们要练习的觉知，是对于自己各种感觉的觉察能力，并能够察觉到身体、呼吸有哪些反应在发生，以及有无任何情绪的变化、思绪、念头等，因为这所有的一切都关系到我们如何因应，以及如何通过学习来改善现状。

　　提出这项疑问的人们，一般有两种常见的类型。一种即是前面提到的，因感知能力的下降，一个人对自身的感觉及感受是模糊的。因此，这类型的人们常会反映难以觉察到自己的感觉，而他们需要的即是不断地练习，将觉知能力慢慢提升。

　　另一种类型的人们，则是误以为应该要去觉察某些特定的感觉，比如说有些人会刻意去探寻是否有伸展的感觉，如果他感觉不到伸展，就会将它界定为没有感觉。这种类型的人们也会有忽略其他感觉的现象，如触觉、温觉等会被他们认为是无意义或没有必要去感受的感觉。简而言之，觉知是要让自己去觉察每一种感觉、感受及心智的细微变化，去发觉当下自己身上所发生的所有事情。

Q3.

一周要练习几次？
时间要多久？

ANSWER

尽量每天善用零散时间练习，再调整适合自己的次数与时间。

很多人都希望老师或引导者能够很明确地告知他们：一周该练习多少次？一次该练习多久？虽然在前一章的自我练习中有建议的练习时间，但我也必须强调，练习时间必须依据每个人当下的情况做弹性调整。

以技巧与能力的培养来说，当然练习越是频繁，就越能够让我们精熟一项技巧以及养成一种能力，因此我会鼓励大家固定每天抽出一些时间练习，但请不要误以为每天必须空出一个小时在某个特定地点或教室练习。能够为自己腾出一段时间及安排适当的空间练习当然很好，但往往有许多人因为无法顺利安排出这样的时间与空间，反而荒废了所有练习。除了自己能够妥善安排的时间之外，我会鼓励大家运用一些零散的时间多做练习，例如：在每天坐地铁或公交车的时间里，即可以练习观察自己的呼吸，做呼吸觉知练习；午休时间也可以让自己闭起眼睛，做身体的扫描练习。当我们能够利用这些短暂的时间，我们也会发现，每天练习并不是一件难事。

至于每次练习的时间，除了考量是否有足够的时间长度来引发某些我们希望的反应外，我并不想去界定一个人每次"必须"练习多长的时间。有时我们做某项练习时，反而引发了更多不适的感觉，这时候我会建议尝试调整练习的方式或项目，如果依然会产生不适的感觉，那么我会建议终止练习，或许当下有某些状况正在发生，影响了练习的反应。每次的练习时间应该由少而渐增，能依据自己的情况弹性调整，会比严守某些时间准则来练习来得更容易，从长久来看，也可能会更有成效。因此，如果从一开始我们就能比较频繁地练习，并同时了解自己也需要适时地休息，就能为以后确定练习时间取得更为重要的依据。

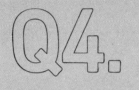 要上几次课程／练习，才能改善自己的状况？

个人的状况会影响成效，要先以"有进步、有改善"为目标。

每一个人都希望能尽快改善自己的身体状况，而许多健康照护人员也都希望病患能早日恢复健康。但是关于"成效"这件事，实在很难给予一个明确的答案，原因来自它受到太多因素影响。举例来说，如果一个患有心血管疾病的患者，虽然持续接受治疗，但一如往常大量地饮酒、抽烟，治疗的成效可能就相当有限。虽然这里举了一个较为极端的例子，但我想要说明的是不能忽视其他事件对于一个人状况的影响，也不能从单一方面来评判所做的练习或所取得的成效。

我们必须要了解的是，每个人的状况都不相同，个人的投入与练习频率及质量也是决定成效的关键因素。有些人在单一次的课程中，就能感受到明显的改善；也有人花费了数个月或好几年的时间，才能感受到明显的改善，这也是为何我会一再强调，瑜伽疗愈需要个体本身与疗愈师共同用心地投入。有许多人会认为"完全"解决某些状况才称之为有效，以有持续性下背痛的患者为例，如果他认为要"完全不再疼痛"才算有效，那么可能对他而言，许多方法都是无效的，而患者也很容易忽略了其实自己已经在进步与改变的事实。很多时候，"状况改善"是渐进式的，虽然我们依然会感受到疼痛，但是或许疼痛的频率减少了一些，疼痛的程度下降了一些，这些都是很好的改变，或可以称之为成效——往往都是积少成多。如果我们没有仔细留意这些微小的改变，很可能就会被忽视，让人容易感到挫折，甚至放弃了可能对自己很有帮助的事情。我们如果能用心地去投入，全面地去关照自己，我相信每个人都能够获得不同程度与层面的改善。

Q5.

如何判断一对一瑜伽疗愈课程收费是否合理？

ANSWER

1~1.5 小时收费在666元人民币内，都是尊重专业的合理收费。

长久以来，类似的问题其实一直存在于社会大众与专业人员间。一般大众会认为，个人化课程的收费偏高，但这或许与社会文化及认知有关。从国内外的经济与收费现况来看，一至一个半小时的瑜伽疗愈课程，约 333～666 元人民币算是一般且合理的收费范围，如果是特殊状况或是资深的疗愈师，收费在 666 元人民币以上也是常见的现象。大家可以思考的是，为何许多人可以接受市面上的动辄数千元按摩或芳疗课程，但是对于个人化的瑜伽疗愈课程、私人健身训练、心理咨询等收费却较难以接受？

很多时候，我们都把许多专业人员在做的事情想得太单纯，认为他们只是用口头引导、说明或进行一些看似简单的示范及指导，不该收取那样的费用。但事实上，在这些专业人员的工作过程中，他们所做的思考及判断，都远比我们想象中的复杂许多，背后更需要有大量的知识及经验去支持。而一位取得国际瑜伽疗愈师协会认证的瑜伽疗愈师，也需要花费多年的时间与精力，去接受各种课程的培训及考核，才有可能取得资格。以专业度、知识和经验的角度来思考，前文所述的收费，其实非常地合理。

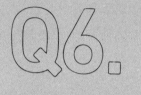 **如何选择适合的
瑜伽疗愈课程及
疗愈师？**

ANSWER

真正的疗愈师，不会
单方面要你"照着做"，
或保证任何疗效。

如果依我在第一章所言，目前台湾地区真正取得国际瑜伽疗愈师协会认证的瑜伽疗愈师资格者不到五人，国际上大约只有三千多人，如果大家要寻找这类型的瑜伽疗愈课程，选择的确不多。若真的想寻找具备这类资格的疗愈师，可查看疗愈师是否具备国际瑜伽疗愈师协会认证的瑜伽疗愈师（C-IAYT Certified Yoga Therapist）证书。当然，国际也有其他单位会自行颁发瑜伽疗愈师的证照，但我想大家若要选择瑜伽疗愈课程，可先与疗愈师晤谈，倘若疗愈师没有全方面深入地去了解你的状况，或只是信誓旦旦地向你保证会完全解决你的问题，请你单方面地听从他的指导，那可能就需要多加考虑了。正如我先前所说，瑜伽疗愈绝非是单向的互动方式，也不是会绝对有效果的方法，必须视每个人的情况去做调整及引导；而若声称有所谓的"疗效"，也是在法规上及瑜伽疗愈师的道德伦理规范中所不允许的。

瑜伽疗愈师虽然会提供某些方法给患者，但那都是要协助其去提升某些能力，让其拥有自我照护及改变的能力，绝非是去"治疗"患者。瑜伽疗愈师会是一个倾听者、支持者、引导者与启发者，但绝对不会以一个治疗者自居。所以理想的瑜伽疗愈课程及疗愈师，应该要能提供足够的支持与尊重，同时会时常询问患者的感受，容许患者有自己的想法与选择，而不会去"规定"其必须如何做、如何改变，这都丧失了以人为本的瑜伽疗愈精神；同样地，一位称职的瑜伽疗愈师也不会只着重于单一层面上，如生理层面，而是会同时去照料及顾虑到人的每一个层面，并给予适当的协助。大家可以从以上的这些方面，去选择适合自己的瑜伽疗愈课程与疗愈师。